■ 没有最好的药物
　　只有最好的选择 ■

高血压治疗要取得理想的效果

最基本的是血压的长期控制

其次是危险因素的干预

最关键的是药物的合理选择

而不是盲目使用新药和贵药

（扫码观看）

愿此书的出版

能带给高血压患者经济而又理想的治疗效果

高血压合理治疗答疑
（第4版）

主　编　周子权　单　飞　傅　宴　曾广民
副主编　陈春晖　宁丽晔　郑国燕　黎智森
编　委　（按姓氏笔画排序）
　　　　宁丽晔　李光利　何港隆　张学贤
　　　　陈春晖　周子权　郑国燕　单　飞
　　　　董广卫　傅　宴　曾广民　黎智森

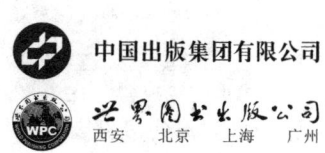

中国出版集团有限公司
世界图书出版公司
西安　北京　上海　广州

图书在版编目（CIP）数据

高血压合理治疗答疑 / 周子权等主编. --4版.西安：世界图书出版西安有限公司，2025.5. --ISBN 978-7-5232-2306-2

Ⅰ. R544.1-44

中国国家版本馆 CIP 数据核字第 20254EB764 号

书　　名	高血压合理治疗答疑（第4版）
	GAOXUEYA HELI ZHILIAO DAYI
主　　编	周子权　单　飞　傅　宴　曾广民
策划编辑	张　丹
责任编辑	王少宁　李　鑫
出版发行	世界图书出版西安有限公司
地　　址	西安市雁塔区曲江新区汇新路355号
邮　　编	710061
电　　话	029-87214941　029-87233647（市场营销部）
	029-87234767（总编室）
网　　址	http：//www.wpcxa.com
邮　　箱	xast@wpcxa.com
经　　销	新华书店
印　　刷	西安雁展印务有限公司
开　　本	787mm×1092mm　1/16
印　　张	16.25
字　　数	210千字
版次印次	2025年5月第4版　2025年5月第1次印刷
国际书号	ISBN 978-7-5232-2306-2
定　　价	58.00元

医学投稿　xastyx@163.com ‖ 029-87279745　029-87285296

（如有印装错误，请寄回本公司更换）

第4版序

高血压是中国居民健康的最大杀手，约2/3的老年残疾和1/3的居民死亡与高血压有关。中国高血压患者有2.6亿，另有近2亿人处于临界高血压状态，而大部分中国居民对慢性病的健康防控意识不强。80%以上的高血压患者无明显临床症状，传统观念认为无病（没有不适和痛苦）不求医，这也导致了高血压的知晓率、治疗率、控制率低（"三低"）。高血压的有效治疗及相关危险因素的控制，能显著降低其致残率和死亡率，但患者自己往往难以觉察有效治疗带来的变化，所以很多人不能坚持治疗。故普及高血压的防治知识就极为重要。为此，东莞康华医院高血压达标中心组织专业医生编写了《高血压合理治疗答疑》一书。

该书已出版发行3版。本书的特点是将国内外流行病学资料和大规模、随机双盲的高血压药物临床试验结果，与卫生经济学评价相结合，阐述高血压的预防和药物的合理治疗，强调经济高效。目前能从这方面论述高血压预防和合理治疗的书籍极少。药不在贵，唯取其效。本书反对盲目追求新药、贵药，同时还充分考虑了中国高血压流行病学及临床转归的特点。所以，本书应广大读者的要求，在前3版的基础上，充分尊重和利用循证医学最新的临床研究成果，将卫生经济学的成本-效益分析理论应用于高血压的防治工作中，希望用较低的成本取得更好的临床防治效果。

近年来随着高血压"三低"情况的好转，脑卒中的发病率也出现了拐点，但以冠状动脉粥样硬化性心脏病（简称"冠心病"）为主的总的心血管病死亡率并没有下降，冠心病的发病率、死亡率反而还在攀升，所以新版强调了高质量降压及多种危险因素共管。本书也强调健康教育的重要性，并充分利用了互联网技术，读者可扫描二维码观看相关知识视频，以便更直观地进行高血压的预防和血压管理。

本书采用问答形式，对患者关心的问题进行了针对性解答，内容通俗易懂，易于大多数读者理解和接受。

受邀作序。在此向广大读者推荐本书，希望借此能更好地普及高血压相关知识，从而使高血压得到更好的控制，提高居民寿命和生存质量。

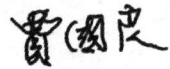

2024年5月

第4版前言

本书目前已经出版发行了3版，主要阐述了高血压的合理治疗，同时将中国的流行病学特点及降压药的经济学评价作为治疗学依据，并进行了详细描述。目前全面论述这方面的书籍甚少，故本书备受喜爱，许多读者纷纷来信要求续版。在之前版本的基础上，编者本次充分利用最新研究成果，尤其是总结分析了国内外大规模的随机高血压临床研究及汇总分析的结果，并结合中国高血压人群的特点，对药物经济学的成本-效益分析理论在高血压防治工作中的应用进行了讲解。本书重点探讨了如何将合理用药与经济学方法融为一体，旨在揭示最理想的治疗方案。

书中再次强调我国高血压的主要并发症仍然是脑卒中，强调只需恰当地降低血压即可显著降低脑卒中的发生，当然还需要进行多重危险因素的干预，但前提是必须保证有效降低血压，才能取得理想的效果。

本版在最新《中国高血压防治指南（2024年修订版）》的基础上，充分吸收了国内外多个重要指南的最新观念及精髓，尤其在血压测量时介绍了"722"血压测量法。该方法的推广与应用显著提升了家庭血压监测的重要性，使高血压的管理更切实可行。随着人均寿命的延长，各类人群的高血压发病率增高，特殊人群的高血压患病人数也不断增多。降压药的应用及管理有所差别，因此本书针对目前情况增加了特殊人群高血压管理的相关内容。本版对于近年新增的降压药沙库巴曲缬沙坦，以及国内即将上市的全新机制的降压药（阿普昔腾坦）、高血压疫苗也做了介绍。

另外，本书仍然注重讲述健康教育的重要性，并结合经济学效益进行了详细的论述，以期将最新的知识传授给广大读者。编写体例继续采用问答形式，尽力使内容通俗易懂，适合广大医务人员、药剂人员、高血压患者及高血压易患人群阅读。

由于作者水平有限，书中难免存在纰漏，恳望读者批评指正。

编 者

2025 年 2 月

目录
Contents

第一章 高血压的一般概念

1 血压是怎样形成的？循环血量对血压有什么影响？ ……… 2

2 人体自身如何调节血压？ ……………………………………… 3

3 血压会波动吗？ ………………………………………………… 3

4 季节、气候会影响血压吗？ …………………………………… 4

5 高血压会遗传吗？ ……………………………………………… 5

6 怎样正确评估自己的血压？ …………………………………… 6

7 如何判断自己是否属于高血压高危人群？ …………………… 6

8 如何选用血压计？ ……………………………………………… 7

9 怎样正确测量血压？ …………………………………………… 8

10 什么是"722"血压测量法？ …………………………………… 8

11 家庭血压监测的意义是什么？ ………………………………… 9

12 如何看待家庭自测血压？ ……………………………………… 11

13 何谓诊室血压？ ………………………………………………… 11

14 何谓动态血压？如何判定其结果和意义？ …………………… 12

15 高血压患者为什么要经常测量血压？ ………………………… 13

16 如何利用互联网技术更好地进行自我血压监测与管理？ …… 13

17 高血压发病的危险因素有哪些？ …………………………………… 14

18 高血压有哪些临床表现？ ………………………………………… 16

19 高血压有哪些危害？ ……………………………………………… 17

20 什么是阵发性高血压？ …………………………………………… 18

21 为什么说高血压是心血管总危险因素中最强烈的一个？ ………… 19

22 为什么说高血压是心房颤动的主要危险因素？ ………………… 20

23 没有症状的高血压需要治疗吗？高血压患者需要终身服药吗？ … 22

24 什么是脑动脉硬化？ ……………………………………………… 23

25 什么是脑血管病？ ………………………………………………… 24

26 高血压与冠心病的关系如何？ …………………………………… 24

27 高血压与心力衰竭的关系如何？ ………………………………… 25

28 我国高血压的流行病学特点有哪些？ …………………………… 26

第二章 抗高血压药物治疗的经济学概念

1 什么是"价-效医学"？ …………………………………………… 29

2 什么是药物经济学？ ……………………………………………… 30

3 什么是成本-效益分析？ ………………………………………… 32

4 成本是怎样计算的？包括哪些内容？ …………………………… 33

5 什么是纯效益？ …………………………………………………… 34

6 仿制药与原研药有什么区别？ …………………………………… 35

7 什么是高血压治疗的经济学效益？ ……………………………… 36

8 影响高血压治疗的经济学因素有哪些？ ………………………… 37

9 如何评价治疗高危高血压的经济学效益？ ……………………… 38

10 高收入人群也要遵循药物治疗的经济学规律吗？ ……………… 40

11 贵药都比廉价的药好吗？ ………………………………………… 40

12 高血压治疗经济学评价的关键是什么？ …………………………… 42
13 流行病学特点对高血压治疗的经济学评价有什么指导意义？ ……… 42
14 国际上对药品是如何定价的？ ………………………………………… 43
15 新医改背景下，中国常用药品是如何定价的？ ……………………… 44
16 就诊时如何应对医疗商业化？ ………………………………………… 45
17 怎样看病更安全又省钱？ ……………………………………………… 46
18 怎样做个聪明的患者？ ………………………………………………… 48
19 如何进行非传染病性慢性疾病预防的经济学评价？ ………………… 49
20 怎样正确对待医疗风险、效益和成本的关系？ ……………………… 50
21 怎样看待医疗风险？ …………………………………………………… 51
22 怎样对待药物的不良反应和安全性？ ………………………………… 52

第三章　高血压患者实验室检查的内容和临床价值

1 高血压患者实验室检查目的是什么？ ………………………………… 55
2 高血压患者要做哪些常规检查？ ……………………………………… 55
3 高血压患者血常规检查有什么意义？ ………………………………… 56
4 高血压患者尿常规检查有什么意义？ ………………………………… 56
5 高血压患者肾功能检查有什么意义？ ………………………………… 56
6 高血压患者为什么要做糖耐量试验、血糖和尿糖测定？ …………… 57
7 检查血脂、电解质和血尿酸有什么意义？ …………………………… 58
8 检测尿儿茶酚胺对高血压患者有什么意义？ ………………………… 58
9 高血压患者为什么要测定血中醛固酮含量？ ………………………… 59
10 血浆同型半胱氨酸检查对高血压诊疗有什么意义？ ………………… 59
11 尿微量白蛋白检查对高血压预后有什么意义？ ……………………… 60
12 高血压患者心电图检查有哪些改变？ ………………………………… 60

13 超声心动图对高血压患者有什么意义？ …………………………………… 60

14 颈、肾动脉超声检查对高血压患者有什么意义？ ………………………… 61

15 CT检查对高血压诊断有什么意义？ ……………………………………… 61

16 高血压患者为什么要进行睡眠呼吸监测？ ………………………………… 62

第四章　高血压的诊断及鉴别诊断

1 高血压的诊断标准是什么？ ………………………………………………… 64

2 高血压的诊断应包括哪些内容？有什么经济学意义？ …………………… 65

3 高血压的分类有哪些？ ……………………………………………………… 65

4 什么叫"清晨血压"？有什么重要性？ …………………………………… 66

5 确诊高血压时应注意哪些问题？ …………………………………………… 68

6 确诊高血压时应与哪些疾病进行鉴别？ …………………………………… 69

7 常见的继发性高血压有哪些？ ……………………………………………… 70

8 哪些患者应排除继发性高血压？ …………………………………………… 70

9 高血压的危险分层(诊断性评估)有哪些？ ……………………………… 71

10 怎么对高血压进行分级和危险分层？ ……………………………………… 73

11 高血压诊断和评估的依据是什么？ ………………………………………… 74

12 什么是运动性高血压？ ……………………………………………………… 75

第五章　高血压的循证治疗及经济学评价

1 什么是循证医学？对高血压治疗进行经济学评价有什么意义？ ……… 78

2 什么是多中心、随机临床试验？ …………………………………………… 79

3 循证医学与药物治疗经济学有什么关系？ ………………………………… 80

4 中国高血压的流行病学特点与高血压的循证治疗有什么关系？ ……… 80

5 中国四大抗高血压临床试验汇总分析的意义是什么？ …………………… 82

6 什么是阿普昔腾坦临床试验? ……………………………… 83

7 替米沙坦临床研究的意义是什么? ……………………… 84

8 什么是沙库巴曲缬沙坦强效降压网状荟萃分析? ……… 85

9 什么是 STOP-2 试验? …………………………………… 86

10 STOP-2 试验对高血压治疗的经济学评价如何? ……… 87

11 什么是 ALLHAT 试验? …………………………………… 88

12 ALLHAT 试验有什么重要的经济学价值? ……………… 90

13 INSIGHT 试验及其经济学评价如何? …………………… 92

14 Cappp 试验及其经济学评价如何? ……………………… 92

15 NORDIL 试验及其经济学评价如何? …………………… 93

16 什么是 ANBP2 试验? …………………………………… 95

17 ANBP2 试验提出的降压以外的心血管保护作用有无质疑? …… 96

18 什么是 HOT-CHINA 试验? ……………………………… 97

19 HOT-CHINA 试验对中国高血压治疗有什么重大意义? …… 99

20 血管紧张素 Ⅱ 受体拮抗剂类药物是最理想的降压药吗? …… 101

21 有关 ARB 的 3 个临床研究结果说明了什么? ………… 104

22 HOT 和 UKPDS 试验对高血压治疗的经济学意义有哪些? …… 106

23 国际降压 29 项随机降压试验回顾分析的结果说明了什么? …… 107

第六章　怎样经济合理地治疗高血压

1 为什么降压是硬道理? …………………………………… 110

2 快速达标是否对初始药物治疗的患者有利? …………… 111

3 什么时候启动降压治疗? ………………………………… 112

4 高血压的最佳治疗是否意味着选择最贵、最新的降压药? …… 113

5 理想降压药有什么标准? ………………………………… 114

6 血压究竟降到多少合适？ ……………………………………… 115
7 廉价利尿剂的降压地位及其新进展和经济学评价如何？ ……… 116
8 使用利尿剂时应注意哪些问题？ ………………………………… 118
9 如何认识钙通道阻滞剂在高血压治疗中的地位？ ……………… 119
10 短效钙通道阻滞剂降压治疗试验有什么意义？ ………………… 121
11 长效钙通道阻滞剂可能是最佳的降压药？ ……………………… 123
12 钙通道阻滞剂对脑血管的特殊保护作用有什么依据？ ………… 124
13 对脑卒中二级预防(PROGRESS试验)的评价如何？ …………… 126
14 降压治疗预防脑卒中成本-效益分析的根据是什么？ ………… 129
15 降压治疗预防脑卒中成本-效益分析有什么意义？ …………… 131
16 高血压的非药物治疗及其经济学意义是什么？ ………………… 133
17 非药物治疗高血压有什么依据？仅仅是为了省钱吗？ ………… 133
18 非药物治疗高血压的主要具体措施有哪些？ …………………… 134
19 高血压治疗获益的依据是什么？ ………………………………… 135
20 高血压的治疗原则是什么？ ……………………………………… 136
21 高血压药物治疗的用药原则是什么？ …………………………… 137
22 什么是抗高血压的个体化治疗？ ………………………………… 138
23 血压控制的目标值是多少？ ……………………………………… 139
24 什么是高质量降压？ ……………………………………………… 140
25 如何正确使用阿司匹林等抗血小板药？ ………………………… 141
26 β受体阻滞剂的临床特点及经济学评价如何？ ………………… 142
27 β受体阻滞剂作为一线降压药，有哪些争议？ ………………… 143
28 β受体阻滞剂真的不再是治疗高血压的一线降压药物吗？ …… 144
29 钙通道阻滞剂在临床应用中有哪些特点？ ……………………… 146

30 钙通道阻滞剂可分哪几类？ …………………………………………… 146
31 第一代短效钙通道阻滞剂具有哪些特性？ …………………………… 147
32 第二代钙通道阻滞剂具有哪些特性？ ………………………………… 147
33 第三代钙通道阻滞剂具有哪些特性？ ………………………………… 148
34 血管紧张素转换酶抑制剂有哪些临床特点？ ………………………… 149
35 选择血管紧张素转换酶抑制剂要注意哪些问题？ …………………… 150
36 钙通道阻滞剂与血管紧张素转换酶抑制剂比较的临床试验结果如何？
 …………………………………………………………………………… 150
37 血管紧张素Ⅱ受体拮抗剂有哪些临床特点？ ………………………… 152
38 α受体阻滞剂的降压原理是什么？安全性如何？ …………………… 153
39 什么降压药是高血压治疗的最佳选择？ ……………………………… 153
40 什么是单片复方制剂？有什么优势？ ………………………………… 156
41 抗高血压药物选择应考虑哪些因素？ ………………………………… 157
42 有合并症的高血压患者应如何选用药物？ …………………………… 159
43 高血压治疗长期使用同一个降压方案好吗？ ………………………… 160
44 什么是高血压急症和亚急症？ ………………………………………… 160
45 高血压急症时应如何选用药物？ ……………………………………… 161
46 怎样对重症肾性高血压进行治疗？ …………………………………… 162
47 急性心血管综合征合并高血压应怎样治疗？ ………………………… 163
48 主动脉夹层动脉瘤合并高血压应怎样治疗？ ………………………… 164
49 什么是代谢性高血压？治疗有何特点？ ……………………………… 165
50 为什么要对危险因素进行综合控制？ ………………………………… 165
51 代谢综合征的诊断标准及流行病学有哪些？ ………………………… 166
52 如何对高血压合并代谢综合征患者进行治疗？ ……………………… 167

53 什么是高血压疫苗？ ………………………………………… 168

54 如何评估高血压的心血管危险性及治疗的经济学效益？ ………… 170

55 如何评价高血压患者绝对危险的重要性？ ……………… 170

56 如何评价抗高血压治疗的危害性？ …………………… 171

57 如何评估高血压的危险性？ ……………………………… 171

58 如何看待降压药药价与治疗效益？ …………………… 172

59 如何选择服药时间？ ……………………………………… 173

60 如何看待降压速度和降压水平？ ……………………… 173

61 为什么要重视高血压患者的综合治疗？ ……………… 174

62 高血压患者降压效果差的原因有哪些？ ……………… 175

63 管理高血压患者心率的重要性是什么？ ……………… 176

第七章　高血压与脑血管疾病

1 脑卒中有几种类型？ ……………………………………… 179

2 高血压对脑血管的危害有哪些？ ……………………… 179

3 怎样看待高血压引起脑卒中？ ………………………… 180

4 脑卒中时应如何降压治疗？ …………………………… 180

5 血压不高也会发生脑出血吗？ ………………………… 182

6 何谓脑卒中的一级预防和二级预防？ ………………… 182

7 脑卒中服药误区有哪些？ ……………………………… 183

第八章　特殊类型的高血压管理特点

1 老年高血压的管理要点有哪些？ ……………………… 185

2 青年高血压有什么特点？ ……………………………… 186

3 如何管理儿童高血压？ ………………………………… 187

4 什么是内分泌性高血压？ ……………………………………… 189

5 高血压合并心力衰竭时怎么选择药物？ ………………………… 190

6 如何进行妊娠高血压管理？ …………………………………… 191

7 如何进行围手术期高血压管理？ ……………………………… 192

8 如何管理高血压合并冠心病患者？ …………………………… 193

9 如何对高血压合并慢性肾脏病患者进行管理？ ……………… 194

第九章　高血压危险因素的干预及健康教育

1 高血压防治健康教育的内容与目标是什么？ ………………… 196

2 高血压防治健康教育的目标人群有哪些？ …………………… 196

3 什么是高血压的一级预防和二级预防？ ……………………… 198

4 什么是高血压代谢异常综合征？ ……………………………… 199

5 什么是同型半胱氨酸？ ………………………………………… 200

6 怎样防止直立性低血压？ ……………………………………… 200

7 为什么不能快速降低血压？ …………………………………… 201

8 如何对高血压合并糖尿病患者进行降压治疗？ ……………… 202

9 哪些新型降糖药具有降压作用？ ……………………………… 204

10 什么是血脂异常？ …………………………………………… 205

11 为什么要重视高血压患者的血脂异常？ …………………… 206

12 目前常用的他汀类药物有哪些？使用时应注意什么？ …… 207

13 何为"降脂神药"？ ………………………………………… 208

14 高尿酸血症对高血压及心血管病有什么影响？ …………… 210

15 为什么要戒烟限酒？ ………………………………………… 211

16 心理因素对血压的影响有多大？ …………………………… 212

17 打牌、打麻将对血压有影响吗? ………………………… 213
18 肥胖人群如何进行膳食管理? ………………………… 214
19 高血压患者日常饮食要注意哪"三少"? ……………… 216
20 高血压患者清晨饮水有什么好处? …………………… 216
21 高血压患者应怎样安排自己的饮食? ………………… 217
22 高血压患者可以喝咖啡吗? …………………………… 219
23 高血压患者能吃鸡蛋吗? ……………………………… 220
24 蜂蜜对高血压患者有什么好处? ……………………… 221
25 饮食"有粗有细,不甜不咸,少量多餐"有何意义? …… 222
26 五谷杂粮对高血压防治有何重要性? ………………… 223
27 高血压患者如何控制体重? …………………………… 225
28 高血压患者运动时应遵循什么原则? ………………… 226
29 高血压患者运动要注意哪"三戒"? …………………… 227
30 肠道菌群与高血压有什么关系? ……………………… 227
31 什么是高血压患者健康的"3个3"? …………………… 228
32 高血压患者在服用降压药期间要做好哪"三防"? …… 230
33 高血压患者怎样合理安排性生活? …………………… 231
34 高血压患者在家中出现高血压危象时应如何处理? … 232
35 如何避免血压波动过大? ……………………………… 233
36 高血压患者血压降至目标范围后可以停药吗? ……… 233
37 健康教育的经济学效益如何? ………………………… 233
38 改变生活方式的意义及其经济效益如何? …………… 235
39 2023年欧洲高血压指南有什么新要点? ……………… 235
40 《中国高血压防治指南(2024年修订版)》有哪些新要点? …… 238

第一章

高血压的一般概念

何港隆　周子权

血压是血液对血管壁产生的侧压力。

血压的形成和高低取决于心脏收缩时射血的功能、血液对血管壁侧压力的大小以及大动脉的弹性。

肥胖、高盐饮食、糖尿病、血脂高、尿酸高，长期精神紧张、失眠、有烟酒嗜好，以及家族中有高血压者容易患高血压。随着年龄的增长、血管硬化，高血压的发病率也会不断增高。

高血压的危害主要是对脑、心、肾等重要脏器的损害。

中国高血压人群的并发症主要为脑卒中，约占75%，其次是心脏病变，引起心肌肥厚、心室扩张，使冠状动脉发生粥样硬化，最终可导致心肌梗死、心力衰竭等。

长期高血压还可导致肾小动脉硬化，使肾功能减退，出现蛋白尿。进一步发展，最终可诱发尿毒症或肾功能衰竭，其发生率为5%~10%。死于肾功能衰竭者占1%~2.5%，如果合并糖尿病等，危险性倍增。

1 血压是怎样形成的？循环血量对血压有什么影响？

循环血液之所以流动主要靠血压维持，而血压在血管内存在递减性压力差，人体内要保持一定的血压，必须具备以下 3 个基本要素。

（1）心室收缩射血所产生的动力和血液在血管内流动所受到的阻力间相互作用，血压的形成是二者相互作用的结果。

（2）必须有足够的循环血容量。足够的循环血容量是形成血压的重要因素，失血性休克时就是血容量不足导致血压降低。

（3）大血管壁的弹性。正常情况下，大动脉有弹性回缩作用，推动血液流动，维持血液对血管壁的侧压力。

血压的形成有赖于在足够循环血量的基础上，心脏收缩射血及大动脉弹性共同作用，从而维持血液对血管壁的一定侧压力，推动血液流动，故血液对血管壁产生的单位面积的侧压力被称为血压。

当心室收缩时，大动脉内压力急剧上升，称为收缩压（或高压）；当心脏舒张时，心室停止射血，血液暂停流入大动脉，而是借助血管的弹性和张力作用继续向前流动，此时动脉内压力下降，称为舒张压（或低压）；收缩压与舒张压之差称为脉压。随着年龄增长，大动脉弹性减弱，舒张压降低、脉压差增大，因此，老年人高血压以单纯收缩期高血压为主，降压目标要兼顾收缩压与舒张压。

血压通常以毫米汞柱（mmHg）表示，常使用血压计测量血压，血压计以大气压为基数，如测舒张压为 1 mmHg，即血压对血管壁的侧压力比大气压高出 1 mmHg。法定计量单位规定血压用千帕（kPa）表示，1 mmHg=0.133 kPa。

2 人体自身如何调节血压?

人体血压随饮食、起居、脑力活动、体力活动及情绪变化而自我调节。

在睡眠时,大脑和肌肉处于休息状态,人体消耗的能量相对较少,因此心跳、呼吸次数减少,血流变慢,血压也降到一天中的最低值。早晨起床之后,新陈代谢活跃起来,为适应这一生理变化,心跳、呼吸变快,血压也随之升高。24 小时最大血压差值可达 40 mmHg,睡醒时,血压值可立即上升 20 mmHg 左右,这种突然的变化也会给人们带来不利的影响。有人推测,冠状动脉粥样硬化性心脏病(简称冠心病)猝死多发生在清晨,可能与这些因素有一定关系。

人们在不同的状态下,血压变动幅度也不一样。例如谈话时,血压可上升 19%;婴儿啼哭、学生朗读、演员唱歌时,血压可上升 20%;劳动或体育运动时血压(尤其是收缩压)可上升 50% 以上。天气变化也会引起血压波动,一般寒冷的天气使血压升高,酷热的天气使血压降低。

人体血压发生这些变化的原因主要是为了达到平衡,是心脏、血管、交感神经及血液中的去甲肾上腺素等对血压进行调节的结果。由此可见,血压数值波动是一种正常的生理现象,但如果这种调节过度了也属病态。

3 血压会波动吗?

无论是血压正常者还是高血压患者,在不同时间测量血压,其读数均有一定差别，有时血压数值差异还很大，其原因是受测者自身血压存在自然变异和（或）受外界环境因素影响，或者有测量误差。

无论是正常人还是高血压患者，血压都会出现季节性波动，冬季血压往往比夏季的高。1日内也有波动，上午9~10时血压最高，之后逐渐下降，午后3~5时再次升高，午夜睡眠中血压降至最低点，这种差值可达40 mmHg以上。起床走动后血压进一步升高，此时最易诱发脑卒中和冠心病猝死。此外，血压还受到吸烟、饮酒、饮咖啡、情绪激动、失眠、焦虑、膀胱充盈和运动等因素的影响。同时，人体任何不舒服如头晕、疼痛、咳嗽、发热等都会影响血压，引起一时性变化，所以血压的即时性变化很大。测量血压时必须避免上述因素的影响，每次测量血压时应重复测量两次，间隔1分钟左右，分多次重复检查血压。第一次诊断高血压时，应为非同一日测量3次以上（最好间隔5~7日）血压值的平均值。如果血压的波动性较大，应考虑嗜铬细胞瘤等。

4 季节、气候会影响血压吗？

血压的升高是遗传基因与外界环境因素相互作用导致的。外界环境改变可引起人体发生一系列的神经、体液方面的适应性改变，其中季节会影响血压的变化。夏季血压会轻度降低，冬季血压会明显升高，一般冬季血压比夏季高12（收缩压）/6（舒张压）mmHg。这主要是由于气候的影响，夏季皮肤血管扩张、冬季皮肤血管收缩。有证据表明气温每降低1℃，收缩压升高1.3 mmHg，舒张压升高0.6 mmHg。冬季温度下降，血液中的肾上腺素浓度升高，体表血管收缩以减少热量的散发，同时肾上腺素又使心率加快、心输出量增加，这些因素综合起来就会导致血压升高。夏季外界环境炎热，体表血管舒张，阻力下降，血流增加，同时夏季易出汗，血容量下降，从而导致血压下降。因此，有些高血压患者常会因寒冷、精神刺激导致血压急剧上升而发生脑卒中。有些轻度高血压患者，在夏季、秋季血压较低，可以季节性停药，但是必须每周测量血压，以防血压突然升高，导致不良后果。

5 高血压会遗传吗？

高血压与遗传有非常密切的关系，这是通过长期的医学研究所证实的。动物实验、人群调查、家族研究和双胞胎对比研究等也早已得出这样的结论。双亲是血压正常者，其子女患高血压的概率为3%；双亲是高血压患者，其子女患病率高达45%；父母一方是高血压患者，其子女患病率是无高血压者子女的1.5倍；孪生子女有一方患高血压，另一方也易患高血压；原发性高血压产妇的婴儿出生后几天，其血压比正常产妇的婴儿血压高出许多。动物实验表明：遗传性高血压大鼠株，繁殖数代后几乎100%都发生了高血压。从以上情况可以看出，高血压确实与遗传因素有关。

遗传学研究表明，高血压的遗传是以多基因的形式进行的，是染色体上多对遗传基因遗传的结果。上海的一项研究用一级、二级亲属的资料分别计算了原发性高血压的遗传度，前者为70%±9.8%，后者为57%±7.9%。尽管高血压有一定的遗传性，如果能做到控制与高血压相关的危险因素，则可明显减少高血压的患病机会；但如果长期生活在易患高血压的环境中，即使没有高血压遗传基因，也有可能发生高血压。这表明环境因素在高血压的发生中也是不可忽视的。

6 怎样正确评估自己的血压?

以自我感觉来估计血压的高低是一种错误而危险的方法。高血压患者症状的轻重与血压高低和危险性程度不成正比。血压很高,却可能没有症状,如大部分脑卒中和部分心肌梗死患者在发病前可能没有任何症状或只有轻微症状;相反,有些人血压仅轻度升高,症状却很明显。每个人对血压升高的耐受性不同,脏器损害程度有时与血压升高程度也并不呈成正相关,血压太低也会头痛、头晕。因此,凭自我感觉来估计血压的高低,往往是错误甚至是危险的,容易延误治疗。正确的做法是定期测量血压,即使近期血压稳定也应每1~2周测量1次,有症状时及时测量血压。由于近年来电子血压仪价格便宜、质量提高、准确性较好,已广泛使用,因此应尽量采用家庭血压测量,必要时进行24小时血压监测。

7 如何判断自己是否属于高血压高危人群?

大部分高血压患者无明显症状,仅在偶然测血压或体检时发现。现在社区卫生服务站及基层医院要求35岁以上的患者首次就诊,均测量血压,这有利于高血压的早期发现。早发现、早治疗,对患者的预后会带来极大的好处。大多数患者发现较晚,病情已经发展到比较严重了才知道,故容易出现高血压并发症。早期发现并及时治疗极为重要,而早期发现高血压的办法就是定期检查身体和测量血压,一般人群每年最好测量血压2~4次。具有以下情况的人属于高血压的高危人群:①有高血压家族史者;②每天食盐量达10 g以上者;③超过标准体重20%者;④有吸烟史,每天吸烟20支以上,超过1年者；⑤经常饮高度白酒，每天100g以上者；⑥经常闻及噪声、接触金属钢等有害因素者；⑦连续口服避孕药物1年以上者；⑧曾经有过血压在正常上限，即血压为130~139/85~89 mmHg者。以上高危人群每年测量血压至少4~6次。

8 如何选用血压计？

常用的血压计有水银柱式血压计、气压表式血压计和电子血压计3种。

测血压最好选用水银柱式血压计，因为其准确性和可靠性较好。使用时应注意：水银必须足量，刻度管内的水银凸面应正好在刻度"0"处，使用完毕后一定要将开关关好，勿使水银漏出。水银柱式血压计的主要缺点首先是水银易漏出或挥发而造成环境污染，因此其在家庭中的使用受到限制；其次是较笨重，携带不方便，且要用听诊器来听，需要一定的技巧或专业知识，听力不好者则无法使用。现在已逐步被淘汰或限制使用。

气压表式血压计（又称无液测压计），形如钟表，用表头的机械动作来表示血压读数，其余部分与水银柱式血压计相同，其准确度不如水银柱式血压计，一般需要每6个月与水银柱式血压计校准一次，现已较少应用。

电子血压计，轻巧、携带方便、操作简单、不会造成环境污染，是目前提倡使用的血压表，尤其推荐在家庭、公共场所等使用。需注意，应选择正规厂家生产的合格产品。若能正确使用，可获得与传统水银柱式血压计同样准确的结果，但也须经常与水银柱式血压计校准。同时还应规范操作，排除干扰。

9 怎样正确测量血压？

血压值是高血压诊断、评估及采取治疗方案的重要依据，而其又是个敏感易变的指标，所以准确测量血压至关重要。

测量血压的方法如下。

（1）血压测量前，要精神放松，至少安静休息 5~10 分钟，若在进行较剧烈运动后应至少休息 30 分钟；不吸烟、饮酒，不喝咖啡和浓茶；排空膀胱。

（2）最好保持室内安静，室温最好在 20℃ 左右。患者取坐位或卧位，肘部及前臂外展 30°~45°，舒适地放在与心脏大约同高的位置上。

（3）在缠血压计气袖时，先将气袖内空气挤出，再缠在右上臂肘关节上 2~3 cm 处，不能太松或太紧。在肘窝正中偏内侧摸到肱动脉搏动后，将听诊器听头放在肱动脉上，打气测压。如为电子血压计则按说明书使用。

（4）第一次测量完成后应完全放气，等待 30~60 秒后，再重复测量 1 次，两次血压误差大于 6 mmHg，则需要测量第 3 次，3 次读数的平均值为所得到的血压值。此外，如果要确定是否患高血压，最好还要在不同的时间进行测量，一般认为至少有 3 次不同日所测的血压值，才可以判断是否为高血压。如果 3 次血压有明显差别，最好满足 3 次血压均大于 140/90 mmHg，至少 3 次平均血压应大于 140/90 mmHg，这样才能定为高血压，难以确定时做 24 小时动态血压监测，以确定诊断。

10 什么是"722"血压测量法？

血压的即时性变化大，影响因素多，几乎任何的不舒服、膀胱充盈、失眠、情绪变化、饮食、运动都会使血压波动。笔者在工作中经常遇到在 5~10 分钟内血压波动达 40/20 mmHg 左右的患者，尤其是焦虑症、容易紧张或发生情绪波动的患者更是波动大。我们也见到过不少假性高血压"患者"。我们强调既不要漏诊高血压也不要过度诊断高血压。血压升高可以引起头晕、头痛、胸闷、心悸等，反之头晕、头痛、胸闷、心悸等又会导致血压升高，所以血压的规范测量非常重要。新发现的高血压患者，应反复多天多次测量血压。

在第八届亚太高血压学术会议上，台湾高血压学会秘书长王宗道首次提出了血压测量的"722"法，并将其写入了《2023 台湾高血压管理指南》。

"722"血压测量法强调首次诊断高血压的患者，应持续测量 7 天，至少 3~5 天（当每天血压为 180/120 mmHg 左右时）；每天至少测量 2 次；每次测量 2 遍，两次间隔 1 分钟。若 2 次测量误差大于 6 mmHg 时，加测 1~2 次，并取测量血压的平均值。血压测量最好选择在早、晚这两个时段进行，且在刚开始用血压计测量血压时，左右手各量数次，取血压高的那只手，以后都是如此。

对于门诊复诊的高血压患者，则需要安静休息 5~10 分钟后再测量血压，至少测量 2 次，同时密切关注家庭血压，当诊室血压与家庭血压相差大于 10 mmHg 时，更需要多次重复测量血压。

11 家庭血压监测的意义是什么？

电子血压计使用方便、简单、易学，而且更经济，做 1 次动态血压监测要花费 100 多块钱，而买 1 台简单点的电子血压仪花费 200 多块钱，可以测量上千次。家庭自测血压有助于改善高血压诊断和管理，很多高血压指南都强烈推荐家庭自测血压。

家庭自我血压监测的意义：①提高高血压的知晓率，大部分高血压没有明显的症状，只有通过测量血压，才能对高血压进行及时诊断、评估和治疗，从而有效预防心脑血管并发症的发生；②提高高血压诊断的准确性，由于血压的即时性变化很大，偶测血压容易误诊或漏诊（尤其对"白大衣高血压"和隐匿性高血压），单凭诊室血压容易对"白大衣高血压"进行过度降压治疗，而又往往对隐匿性高血压降压不达标，增加心脑血管风险；③提高高血压患者的血压达标率及自我管理，与诊室血压相比，评估降压效果更准确，在预后判断中更有优势。

进行家庭血压监测时的注意事项如下。①最好选择通过标准化验证的上臂式电子血压计［通过欧洲高血压学会（ESH）、英国高血压协会（BHS）和美国医疗仪器促进协会（AAMI）这三个权威机构中任何一个的认证，就可以视为合格电子血压计］。②每次测量前应取坐位休息5~10分钟，测2~3次，间隔1分钟，误差超过6 mmHg时，则测量3~4次取平均值；通常早晚测量，早上测血压应在起床后1小时内，服用降压药物之前、早餐前、剧烈活动前进行，晚间血压测量在晚饭后、上床睡觉前进行，测量血压前均应注意排空膀胱。③对于初诊患者，应连续测量5~7天；血压控制良好时，每周测量至少1天。④精神高度焦虑、合并认知障碍、睡眠障碍的患者，不建议开展家庭血压监测。

当家庭血压的平均值≥135/85 mmHg时，可以确诊高血压或血压控制不佳。高血压标准详见表1-1。

表1-1 诊室与诊室外血压测量的高血压标准

血压类型	诊断标准
诊室血压	≥140/90 mmHg
家庭自测血压	≥135/85 mmHg
24小时动态血压均值	≥130/80 mmHg
日间均值	≥135/85 mmHg
夜间均值	≥120/70 mmHg
清晨血压	≥135/85 mmHg

12 如何看待家庭自测血压?

随着电子血压计质量的提高和价格的下降，应用其测量血压已较为普及，最好选择经过国际标准方案认证的合格的上臂式家用自动电子血压计，尽量避免使用腕式血压计、手指血压计及水银柱血压计。

家庭自测血压在评估血压水平及血压升高的程度，评价药物疗效，改善患者的依从性，增强患者主动参与治疗等方面均具有独特优势，并且重复性好，尤其对于诊断"白大衣高血压"和隐匿性高血压效果明显。缺点是带有主观性，即报告可能会发生偏差：患者无意中选择较高或较低的血压报告给医生，干扰医生的判断，从而影响其治疗方案的调整。对精神高度焦虑的患者，不建议开展家庭血压监测。一般来说，在排除外界因素干扰后，家庭自测血压一般低于诊室血压，正常上限参考值为135/85 mmHg，相当于诊室血压的140/90 mmHg。

由于电子血压仪的普及以及操作方便、简单、容易掌握，家庭血压不再是诊室血压的补充，在大多数情况下其临床价值甚至优于常规诊室血压，可作为高血压诊断和治疗评估的重要依据。另外，腕式血压计、穿戴式测压仪，由于其使用方便，故有不少使用者，但其准确性较差，只作为高血压发现和管理的参考依据，一般不作为高血压患者诊断、治疗性评估的主要依据。

13 何谓诊室血压?

诊室血压的定义是医务人员按照标准规范测量得到的血压。诊室血压一般为用标准台式水银柱血压计或电子血压计测量的上肢血压。每次至少测量2次，取2次血压的平均值为血压记录值；如果2

次血压数值相差大于 6 mmHg，则测量第 3 次或第 4 次血压，取平均值为血压记录值。诊室血压影响因素较多，临床医生要注意排除各种干扰及误差，一定要结合患者的具体临床情况，尽量结合家庭血压测量结果，必要时做 24 小时动态血压监测等进行综合评估。随着电子血压仪的普及，家庭自测血压的地位明显提高，诊室血压测量的地位有所下降。

14 何谓动态血压？如何判定其结果和意义？

动态血压一般是白天每 30 分钟测量一次血压并记录，夜间每 1 小时测量一次血压并记录，连续进行 24 小时。诊室血压与动态血压对应数值见表 1-2。

表 1-2 对应不同诊室血压，基于人群事件风险的动态血压值（mmHg）

诊室	全天	白天	夜间
120/80	120/75	120/80	105/65
130/80	125/75	130/80	110/65
140/90	130/80	135/85	120/70
160/100	140/85	150/95	130/80

正常结果判定：24 小时血压平均值<130/80 mmHg，白昼血压平均值<135/85 mmHg，夜间血压平均值<120/70 mmHg，清晨血压<135/85 mmHg。正常情况下，夜间血压均值比白昼血压均值低 10%～15%。清晨血压一般指上午 7 时至上午 9 时的 5 次血压值，这段时间的各种事务较多，实际干扰较大，具体要根据患者在这个时间段的活动情况进行综合分析和评估。

临床意义：判定血压控制水平、昼夜节律状况。因其与心、脑、肾靶器官损害程度有紧密关联性，故可据此推测预后。此外，还可用于诊断"白大衣高血压"、隐匿性高血压、顽固难治性高血压、症状性高血压或低血压。较普通测量血压法，动态血压测量更能真实地反映患者的血压水平。可根据血压高峰与低谷的时间，选择不同作用时间的降压药物及调整服药时间，从而更有效地控制血压，减少药物不良反应。

15 高血压患者为什么要经常测量血压？

高血压已成为严重危害人们健康的疾病之一，许多患者缺乏自我保健知识，不注意定期监测血压，只注重自我感觉，不知道多数情况下血压升高身体是没有不舒服感觉的，尤其是缓慢升高的血压，更是毫无感觉，这样往往会导致病情加重或引起严重并发症。少数情况下，高血压患者在血压升高时，会感到头晕、头痛、乏力等，而头痛、头晕又会反过来导致血压升高，但血压太低时也会出现头晕、乏力，这会误导患者加服降压药，更增加危险。另外需注意，多数患者由于长期处于高血压状态，会逐渐适应较高的血压，头痛、头晕等症状并不明显。若不定期监测血压，就难以合理用药。有不适症状时更要及时测量血压，否则很容易发生心、脑、肾等严重并发症，甚至危及生命。在中国75%以上的脑卒中是由高血压造成的，其中没有定期监测血压者占80%，尤其是脑出血，高血压是其唯一的独立危险因素。高血压患者定期测量血压，有助于发现自身血压变化的规律，可为医生个体化合理用药及调整治疗方案提供重要参考，有助于血压的平稳控制，减少和延缓心、脑、肾并发症的发生。

16 如何利用互联网技术更好地进行自我血压监测与管理？

虽然高血压是很常见的疾病，药物治疗效果也很理想，治疗起来也比较容易，但稳定长效降压是长期的工作。长时间使用同样的药物可能会出现敏感性下降引起血压波动，再者随着年龄的增加血压也会逐渐升高。另外，工作压力、生活环境等很多因素都会影响血压的波动，治疗过程中身体状况出现改变，例如出现蛋白尿、血糖升高等，再如气温下降引起血压升高等各种情况，这些都需要及时调整降压方案。降压方案的调整需要心血管专科医生协助，而医生调整降压药物一个主要的参考依据就是平时血压测量的数值，这时候血压值的历史记录就很有用，所以高血压患者需要形成定期记录血压测量值的好习惯。现在为方便管理血压测量值，有的医院推出可自动上传血压测量值的电子血压计，数据上传到医院的高血压管理平台后就很方便医生查看并指导患者进行降压方案调整。

17 高血压发病的危险因素有哪些？

目前认为高血压是遗传易感性和生活方式、环境因素相互影响的结果。高血压发病的危险因素分为不可改变的危险因素和可改变的危险因素两类。前者主要包括遗传因素、种族、年龄、性别等。可改变危险因素主要与一些不良生活方式有关，在高血压的防治中起着至关重要的作用，主要包括以下因素。

（1）高钠、低钾膳食。人群中，钠盐（氯化钠）摄入量与血压水平和高血压患病率呈正相关，而钾盐摄入量与血压水平呈负相关。我国14组人群研究表明，膳食钠盐摄入量平均每天增加 2 g，收缩压/舒张压分别增加 2.0/1.2 mmHg。高钠、低钾膳食是我国大多数高血压患者发病最主要的危险因素。我国地区盐摄分布为北高南低，高血压、脑卒中的分布也是北高南低，两者高度吻合。我国人均每天盐摄入量为 10~15 g 以上。

（2）超重和肥胖。身体脂肪含量与血压水平呈正相关。人群中体重指数（BMI）与血压水平呈正相关，BMI每增加3 kg/m²，4年内发生高血压的风险：男性增加50%，女性增加57%。我国24万成人随访资料的汇总分析显示，BMI≥24 kg/m²者发生高血压的风险是体重正常（BMI 20~24 kg/m²）者的4倍左右。身体脂肪的分布与高血压发生也有关，尤其是腹型肥胖更为明显，腹部脂肪聚集越多，血压水平就越高。腰围男性≥90 cm或女性≥85 cm，发生高血压的风险是腰围正常者的4倍以上。

随着我国社会经济的发展、生活水平的提高以及生活方式的改变，人群中超重和肥胖的人数均明显增加。在城市中年人群中，超重者的比例已达到25%~35%。超重和肥胖将成为我国高血压患病率增长的又一重要危险因素。

（3）缺乏锻炼。长期缺乏规律的体力活动可导致血压升高。适当的体育锻炼不仅可使收缩压和舒张压下降（6~7 mmHg），还可以减轻体重、增强免疫力和体力、减少骨质疏松、降低血糖等。高血压患者可根据年龄及身体状况选择慢跑、快步走、太极拳等不同方式进行锻炼。运动频率一般为每周3~5次，每次持续20~60分钟。

（4）吸烟。烟草中的尼古丁等有害物质进入血液后会使周围血管收缩，使血压升高。长期大量吸烟可引起小动脉持续收缩，动脉壁上的平滑肌就会变性，损害血管内膜，使小动脉的血管壁增厚和硬化，导致冠心病、脑卒中等。吸烟使癌症的发病率显著增加。

（5）饮酒。过量饮酒是高血压发病的危险因素，人群高血压患病率随饮酒量的增加而升高，长期少量饮酒可使血压轻度升高，过量饮酒则使血压明显升高。如果每天平均饮酒>3个标准杯（1个标准杯相当于12 g酒精，约合360 g啤酒，或100 g葡萄酒，或30 g白酒），收缩压与舒张压分别平均升高 3.5 mmHg 与 2.1 mmHg，且血压上升幅度随着饮酒量的增加而增大，尤其是高度烈性酒，危害性更大。饮酒还会降低降压治疗的疗效，而过量饮酒可诱发急性脑出血、心肌梗死发作和酒精性心肌病，也会导致血糖升高。

（6）精神紧张。紧张是由内外紧张因子（工作或生活压力及各种情绪应激）引起，多数有明显主观紧迫感觉，有时主观紧迫感觉不明显，但血压有明显升高。笔者遇到多例紧张性高血压患者，应用 2~3 种降压药，血压仍难以控制，后来经改变工作、心理疏导等处理，停用降压药后血压完全正常，但是紧张时偶有血压又升高的情况。因此，保持健康愉快的心理状态、减少精神压力和防止抑郁等十分重要。

（7）夜间睡眠呼吸暂停综合征。多见于肥胖、饮酒、咽喉以上气道异常等情况。当出现白天犯困、嗜睡，夜间和清晨血压升高或有高血压的心脏改变（白天血压可完全正常）时应高度重视，应进行睡眠呼吸监测过筛试验。

（8）疾病和药物因素。糖代谢异常、血脂异常等代谢性疾病者也易患高血压。此外，长期使用某些药物，如糖皮质激素（强的松、地塞米松、氢化可的松等）、中药甘草、口服避孕药、麻黄素等也会引起血压升高。

18 高血压有哪些临床表现？

高血压不同类型和病情发展的不同阶段，其临床表现轻重不一、错综复杂。大部分高血压起病隐匿，病情发展缓慢。由于血压敏感、易变、波动性大，而且容易受多种外在因素的影响，因此早期血压时高时低，但常无任何症状，偶尔查体时发现血压升高，个别患者发生脑卒中时才发现高血压。早期患者的血压升高，一般是收缩压和舒张压同时升高，也有单纯性收缩压升高或舒张压升高的患者，并且大部分患者血压的波动性较大。他们常受精神、劳累和身体不适等多种因素的影响，在适当休息后血压可恢复到正常范围。临床上常见的症状有头痛、头晕、耳鸣、健忘、乏力、心悸、胸闷、失眠等一系列神经功能失调的表现。反之，这些症状又会影响血压的升高，所以还要区别前因后果。症状的轻重程度和血压的高低不成正比。当病情进展至中、晚期时，血压常持续处在较高水平，并伴有脑、心、肾等靶器官受损的表现，甚至造成严重后果。在中国，高血压的结局中最主要的是脑卒中，其次是心力衰竭、冠心病，肾功能衰竭较少，近年来主动脉夹层、动脉瘤有所增加。

高血压是心脑血管病最主要的危险因素，也是导致人类死亡最重要的危险因素。我国心脑血管病的死亡率约为46%，高血压是最强烈的危险因素，尤其是对脑卒中，俗称"健康第一杀手"，但它也是最容易控制的危险因素。

19 高血压有哪些危害？

高血压的危害主要表现为对脑、心、肾等重要器官的损害。

高血压是脑卒中最主要的可控制危险因素，中国人群脑卒中的发生率与血压水平关系密切，即血压水平越高，脑卒中发生率越高。现已证明，单纯降压治疗对降低脑卒中发生效果显著，只要控制高血压，就可使脑卒中的发病风险减少50%左右。国内外多项大规模多中心随机对照临床研究表明，积极治疗高血压，可降低高血压患者首次脑卒中的发生。收缩压每下降5~10 mmHg或舒张压每下降2~5 mmHg，脑卒中发生风险减少30%~40%。对已经发生脑卒中的患者，降压治疗对脑卒中二级预防也有好处，适当降低血压水平，脑卒中再发风险就可下降。收缩压每下降6~8 mmHg或舒张压每下降3~4 mmHg，可使脑卒中再发风险减少20%。我国为脑卒中高发国家，脑卒中年发病率为185/10万~219/10万人，估计每年有200万人新发脑卒中，2/3的脑卒中会致死或致残，给家庭和国家造成巨大的经济负担。近年来随着高血压控制率的提高，脑卒中发病率有所降低，尤其是脑出血发病率降低。

在西方国家，高血压的危害主要是使心脏的结构和功能发生改变，多引起心肌肥厚、心室扩张，使冠状动脉发生粥样硬化，最终导致心肌梗死、心力衰竭等。我国只有36%的冠心病与高血压有关，但近年来冠心病的发病风险有所增加。

长期高血压控制不良，可导致肾小动脉硬化，使肾功能减退，出现蛋白尿。进一步发展，最终可发生肾功能衰竭，甚至尿毒症。以往资料认为肾功能衰竭发生率为5%~10%，死于肾功能衰竭者占2.5%~3.0%，更多的是慢性隐匿性肾病合并高血压。为了早期发现肾功能不全，建议高血压患者常规进行尿蛋白监测。

20 什么是阵发性高血压？

所谓阵发性高血压，也称为发作性高血压或假性高血压、一过性高血压，是指突发的血压升高。严格意义上的阵发性高血压是指血压在短期内明显升高至>180/110 mmHg，并伴随一系列临床症状（如头痛、头晕、恶心、胸闷、胸痛、心悸等），但更多时候血压升高并没有那么明显，只是比平时升高20~60/10~30 mmHg，这也算阵发性高血压。

以往认为阵发性高血压全部由嗜铬细胞瘤导致，但其实嗜铬细胞瘤只占高血压患者的2%左右。引起阵发性血压升高的原因很多，几乎所有的身体明显不适，如头痛、头晕、失眠、多梦、紧张、焦虑、寒冷、颈椎病和其他各种疼痛等都会不同程度地引起血压的变化，有时血压降低，多数时是升高。这些因素对血压可产生明显的影响，导致血压不稳定，但又往往被医生、患者忽视，少数患者会被误诊为"难治性高血压"。曾经有一名焦虑症患者，最高血压为192/116 mmHg，长期服用3种降压药，血压仍然不稳定，经抗焦虑治疗1个月后，逐步减药至完全停用降压药，监测血压1年，血压正常。嗜铬细胞瘤引起的阵发性高血压，血压明显升高一般持续几十个小时，心理因素或其他原因引起的血压升高可在几分钟至半小时，且有明显波动。笔者曾遇到多例体检发现血压180/110 mmHg左右的患者，谈话5分钟后血压下降20~40/6~16 mmHg。因此，建议同时考虑家庭血压、诊室血压，每次测量血压至少2次，两次误差>6 mmHg，则共测3~4次，取平均值。

阵发性高血压的治疗也可暂时增加降压药，最主要的措施是查找及去除诱因，针对诱因治疗，必要时请心理科医生会诊。

21 为什么说高血压是心血管总危险因素中最强烈的一个？

高血压是世界范围内的重大公共卫生问题，也是引起人类较早死亡的最重要的（可控制）危险因素，是心血管疾病多种危险因素中最强烈的一个。在中国，78.9%的脑卒中、36%的冠心病和50%的心力衰竭与高血压有关。此外，肾功能衰竭、大血管病变也与高血压有关。高血压的危险强度远大于糖尿病、血脂异常、吸烟和肥胖等，尤其对于脑卒中，其危险强度是其他危险因素的2~3倍。

中国居民心血管疾病（CVD）患病率处于持续上升阶段，CVD现患人数2.9亿，其中脑卒中1300万，冠心病1100万，心力衰竭450万。心脑血管病是引起我国居民死亡的最重要原因，占总死亡的46%左右。高血压是心脑血管病最强烈的危险因素，尤其是对脑卒中。在心血管疾病的主要危险因素中，不同的危险因素对不同类型的心血管疾病发病危险的作用存在差别。我国人群不同危险因素的变化趋势将影响不同类型的心血管疾病：出血性脑卒中发病的独立危险因素只有高血压［相对危险度（RR）=4.67)］；影响缺血性脑卒中发病的危险因素依次为高血压（RR=3.66）、糖尿病（RR=1.52）、低高密度脂蛋白胆固醇血症（RR=1.49）、吸烟（RR=1.37）、肥胖（RR=1.31）、高胆固醇血症（RR=1.27）；影响冠心病发病的危险因素根据强度依次为高血压（RR=1.91）、吸烟（RR=1.75）、高胆固醇血症（RR=1.73）、糖尿病（RR=1.49）、低高密度脂蛋白胆固醇血症（RR=1.39）、肥胖（RR=1.29）。所以，随着我国对健康管理的重视，高血压诊断率、治疗率、控制力的提高，脑卒中的发病率出现拐点，略有下降，然而冠心病的发病率、死亡率还在攀升，所以冠心病的预防应干预更多的危险因素才能取得更好的效果。

22 为什么说高血压是心房颤动的主要危险因素？

心房颤动是一种严重的心脏病，通俗来说就是心房控制系统失灵，不再规律地收缩，而是在不停的颤动。这时心房丧失绝大部分收缩功能，会导致心功能下降，并且因为血流缓慢容易在心房的"犄角旮旯"（左心耳）处形成血栓。一旦血栓脱落，首当其冲的就是栓塞到脑袋里，造成脑梗死。高血压是导致心房颤动最重要的危险因素，26.6%的心房颤动可归因于高血压。在一项流行病调查中纳入60 390例心房颤动住院患者，高血压患病率为66.1%。2023年发表在《欧洲流行病学杂志》上关于血压和心房颤动风险的相关研究报道显示：①与无高血压的患者相比，高血压患者发生心房颤动的相对风险增加 50%；②收缩压每升高 20 mmHg 风险提高 19%，舒张压每提高 10 mmHg 风险提高 6%；③即使在被认为是正常的血压范围内，风险随着血压增加也有所增加，血压为 90/60 mmHg 时观察到最低风险，而在收缩压和舒张压的高端，即血压为 180/110 mmHg 时，风险增加 1.8~2.3 倍。

现代研究发现，血压升高会增加冠心病和心力衰竭的风险，这些疾病易导致心房颤动。高血压还可刺激心肌细胞的凋亡和炎症，导致纤维化和左心室肥大、左心房扩大，增加心房颤动的风险。因此，高血压是发生心房颤动的重要危险因素。心房颤动人群合并高血压的比例高达 60%~80%，高血压也显著增加心房颤动人群心肌梗死、脑梗死的风险。对于心房颤动患者来说，强化降压能够明显改善预后。

由于心脏节律不齐，心房颤动患者的血压测量易出现误差，建议采用 3 次血压测量的平均值。条件允许时，建议使用能够检测心房颤动的电子血压计。

未控制的高血压也是心房颤动患者出血的危险因素。所有合并非瓣膜性心房颤动的高血压患者都应根据 $CHADS_2$ 或 CHA_2DS_2-VASc 评分进行血栓栓塞的危险评估，并进行出血风险的评估。凡是具有血栓栓塞危险因素的高血压合并心房颤动患者，应按照现行诊疗指南进行抗凝治疗。在国际标准化比值（INR）指导下，使用口服抗凝剂华法林，INR 控制目标值为 2.0~3.0。由于我国人群华法林代谢的基因特点，在初始或调整华法林治疗剂量时应给予特别注意，以保证疗效并避免出血不良反应。

在非瓣膜性心房颤动患者的临床试验中，对比了新型口服抗凝药物与华法林，在预防脑卒中和预防体循环栓塞方面取得了以下结果：①非劣效或优效的结果；②出血并发症不多于或少于华法林；③所有药物均明显减少颅内出血。

高血压是心房颤动最重要的病因，有研究证明血压增高可以使心房颤动的发病率增加 1.4~1.5 倍。除此之外，高血压合并心房颤动对患者的危害还有叠加效应，即患有高血压及心房颤动的患者，脑卒中的风险又会额外增加 2~3 倍。心房颤动抗凝的 CHA_2DS_2-VASc 评分中，积分为 0 分的患者不需要口服抗凝药，1 分的患者推荐口服抗凝药治疗，2 分的患者必须应用口服抗凝药治疗。根据积分项目，单独高血压 1 项就占 1 分。

高血压同时是脑血管病和心房颤动最重要的病因，同时心房颤动又是栓塞性脑卒中最主要的病因。另外，高血压也是心力衰竭的主要危险因素，如合并心房颤动又会进一步加重心力衰竭。因此，对高血压患者需要重点关注心房颤动和脑卒中这两种疾病，在平时需要注意有无心慌、脉搏不规律、手脚麻木活动受限、突发的言语不清等症状。另外，应定期做心电图或 24 小时动态心电图监测有无心房颤动。对于已经合并心房颤动或脑卒中的患者，除了降压治疗外还需要根据医嘱使用抗凝或抗血小板（俗称通血管）药物。心房颤动的高血压患者都应根据 $CHADS_2$ 或 CHA_2DS_2-VASc 评分进行血栓栓塞的危险评估，并进行出血风险的评估，根据评估结果长期使用预防血栓的药物。目前心房颤动的微创治疗已经很成熟，相比长期用药指南更推荐有条件的患者行射频消融手术治疗，大部分患者可以取得不错的治疗效果，部分患者可以治愈。对于心房颤动发病时间较久不能行射频消融手术治疗的患者，也可以通过做左心耳封堵术，将最容易形成血栓的左心耳给堵住，这可以减少 95% 以上的血栓风险。

23 没有症状的高血压需要治疗吗？高血压患者需要终身服药吗？

高血压患者是否需要服药并不是看有没有症状，而是取决于患者血压升高的程度以及同时存在的危险因素的数量和强度。例如高血压合并糖尿病的患者，无论血压升高多少，无论是否有临床症状，均属于高危人群，需要立即进行药物治疗。当然有些1级高血压患者，没有其他临床并存情况和危险因素，尽管有轻微的临床表现，也可以进行非药物治疗3～6个月，例如通过改善生活方式可使血压下降5～20/3～6 mmHg。

症状性高血压（继发性高血压）患者，在原发病治愈后，血压可以恢复正常。少数原发性高血压患者在发生心肌梗死、脑卒中后血压可以恢复正常。绝大多数高血压患者，均需要终身服药。不要轻易相信某些对治疗仪和保健品作用的夸大宣传，凡是缺乏循证医学证据的方法和药物都要慎重使用，以免延误治疗，造成严重后果。

24 什么是脑动脉硬化？

脑动脉硬化是指以动脉管壁增厚、僵硬而失去弹性为共同特征的动脉病变。当脑动脉广泛硬化、脑血流量普遍减少而影响脑功能时，称为脑动脉硬化症。

脑动脉硬化时主要有3大临床表现。

（1）神经衰弱症候群：如头晕、头痛、失眠、注意力不集中、近期记忆减退、思维缓慢等。

（2）脑动脉硬化性痴呆：主要表现为精神情感障碍、性格改变，如情感淡漠、思维迟缓、行为幼稚，不能准确计算或说出时间，不能辨识地点、人物，严重者还可出现妄想、猜疑、幻觉等各种精神障碍。

（3）假性球麻痹（"球"指脑干中的延髓）：表现为四肢肌张力增高，出现难以自我控制的强哭强笑，吞咽困难伴呛咳及流涎等。

50岁以上的中、老年人脑动脉硬化逐渐缓慢起病，尽管病因和机制较为复杂，但血压升高和脂质代谢异常是脑动脉硬化的重要因素。因此，控制高血压和脂质代谢异常，养成良好的生活和饮食习惯，坚持运动，低盐、低脂、低胆固醇饮食，对预防脑动脉硬化有重要意义，而且具有良好的经济学效益。

25 什么是脑血管病？

脑血管病是指多种原因（主要有先天结构异常、炎症改变、血脂异常和高血压）引起的脑动脉和（或）静脉发生病理性改变所导致的疾病，是一种致残、致死率高的常见病。

在这类疾病中，以脑动脉疾病最常见，且其好发于40岁以上的中老年人，其病情特点为发病急、变化快、病情重、危险性大，致残、致死率高，例如脑卒中。

脑的血液循环障碍直接影响脑组织，致使脑细胞发生功能紊乱或不可逆性病变。患者常出现头痛、头晕、呕吐、意识障碍，严重时可出现失语、偏瘫、大小便失禁等症状和体征，重者有死亡风险。

26 高血压与冠心病的关系如何？

流行病学研究表明，高血压是冠心病的独立危险因素，其危险强度大于糖尿病、高脂血症、吸烟和肥胖等。我国有36%的冠心病与高血压有关。高血压所致的冠心病是血压正常者的2~4倍。高血压通过影响血管内皮及平滑肌细胞内膜通透性而使动脉壁发生改变（内膜变厚、结缔组织增生），于是血管壁增厚，管腔狭窄，引起动脉粥样硬化。当冠状动脉的管腔狭窄超过75%时，临床上就会发生心绞痛，而冠状动脉完全阻塞时，局部心肌就会发生坏死，导致急性心肌梗死。患者血压水平越高，动脉粥样硬化程度越重，死于冠心病的危险性就越高。

如果同时存在糖尿病、血脂异常等其他危险因素，发生冠心病的概率明显增加。尽管高血压是冠心病的独立危险因素，但其致冠心病的强度要比致脑卒中弱。

单纯有效的降压治疗可以明显降低脑卒中的发生和死亡，但并不能显著降低冠心病的发生和死亡。所以，预防冠心病还需要同时干预更多的其他危险因素，如糖尿病、血脂异常、吸烟等。在选择降压药时，要慎重使用会影响血脂、血糖和电解质的药物（如利尿剂、β受体阻滞剂等），而应优先选用长效钙通道阻滞剂和血管紧张素转换酶抑制剂（ACEI）或血管紧张素Ⅱ受体拮抗剂（ARB）等。需注意，β受体阻滞剂在心肌梗死后，尤其是存在心力衰竭和心律失常时，仍然是首选的降压药。

27 高血压与心力衰竭的关系如何？

高血压是心力衰竭的重要危险因素，两者存在明显的因果关系，随着血压的升高，心力衰竭发生率也逐渐递增。心力衰竭和脑卒中是与血压水平关联最密切的两种并发症，是一条重要的事件链。如果高血压患者同时存在其他心血管病危险因素，如血脂异常、糖尿病、吸烟、肥胖、缺乏运动等，可加速冠心病的发生和发展，导致心肌缺血、缺氧，严重者会发生心肌梗死，使大量心肌细胞坏死，心脏收缩功能明显下降，最终出现心力衰竭。

心力衰竭患者的死亡率是普通人群的4~8倍，且心力衰竭的发病率随着年龄和血压的增加而成倍增加。血压水平越高，心力衰竭的发病率越大，当患者血压超过160/95 mmHg时，10年内发生心力衰竭的风险是血压低于140/90 mmHg者的4倍以上。

长期有效地控制血压，不仅可以减少冠心病和脑卒中的发生，还可以使心力衰竭的发病率减少50%，因此控制血压对防治心力衰竭至关重要。

高血压患者一旦出现心力衰竭，在治疗上不仅要有效控制血压，还要干预同时存在的其他危险因素，同时给予合理的抗心力衰竭治疗。在决定治疗方案时，要选择具有治疗心力衰竭作用的降压药，如β受体阻滞剂、长效钙通道阻滞剂、利尿剂、血管紧张素转换酶抑制剂或血管紧张素Ⅱ受体拮抗剂等，慎重使用短效钙通道阻滞剂。在高血压合并心力衰竭早期，除非有特殊适应证，否则不要使用洋地黄。

28 我国高血压的流行病学特点有哪些？

中国2012—2015年高血压流行病学调查显示，18岁及以上人群高血压患病粗率为27.9%，患病率总体呈增高趋势，且随年龄增加显著增高。

我国高血压的流行病学特点是"三高三低（高患病率、高致残率、高死亡率以及低知晓率、低治疗率、低控制率）"，但较以前有明显改善。2015年调查显示，18岁以上人群高血压的知晓率、治疗率和控制率分别为51.5%、46.1%和16.9%，城市高血压治疗率显著高于农村的。2018年调查资料显示，60~70岁、70~80岁、≥80岁人群高血压知晓率、治疗率都接近50%，但控制率为13.4%~14.8%，略高于年轻人的。35~64岁是高血压患病率快速升高的年龄阶段，且男性患病率高于女性。

据估测，目前我国脑卒中幸存患者有1200万人，其中75%有不同程度的劳动力丧失，40%重度致残；每年有200万人新发脑卒中。高血压是心脑血管病最重要的危险因素，又是最容易控制的危险因素。

尽管近年我国高血压转归的特点有所改变，脑卒中发病率略有下降，尤其是脑出血的发病率明显下降，但其仍是主要结局；冠心病发病率、死亡率还在攀升。我国成年人致死和致残的原因：主要是脑卒中（70%），其次是冠心病（主动脉夹层近年有所升高），再次是肾功能衰竭。高血压是脑卒中最主要的危险因素，79.8%的脑卒中与高血压有关。高血压是冠心病的独立危险因素，只有36%的冠心病与高血压有关。我国心血管病患者群发病呈北高南低趋势，这可能与天气寒冷血管易收缩、食盐摄入过高、膳食中脂肪含量高和饮酒过量有关。值得注意的是，目前我国心血管病呈上升和年轻化趋势。

第二章

抗高血压药物治疗的经济学概念

李光利　单　飞

"价-效医学"是一整套诊断、治疗策略，其目的是用较低的费用达到理想的诊治效果。

目前，我国多数医院追求经济效益，多数医生也热衷于使用较贵的新型药物。许多患者也认为新药一定比老药好，贵药比廉价的药好。这样虽然给医院增加了经济收入，却加重了患者和社会的经济负担，导致了看病贵、看病难的问题，也未必能获得好的治疗效果，反而可能导致患者的治疗率降低、依从性变差，结果是高投入低效益。

国内目前上市的抗高血压药物有上百种，同一个品种又有众多的厂家，价格相差悬殊。应注意，药物的疗效并不与价格成正比，效果和安全性也不能以价格论优劣。

我国进行仿制药的一致性评价及社保批量带药，对我国药品的质量和价格控制起到了一定的积极作用。

1 什么是"价-效医学"？

通俗地说，价-效医学就是让患者花较少钱的同时得到最好的治疗，这已在全世界引起了政府部门以及医务人员的广泛重视。价-效医学是一整套诊断、治疗策略，目的是用较低的费用达到理想的治疗效果。价-效医学还充分尊重患者和家属对健康的权利和投资愿望，提倡对不同人群的需求，采用不同的诊疗策略。尤其针对中国目前看病难、看病贵、药价虚高、过度医疗的现状，重视价-效医学的研究和应用尤为重要。仿制药的一致性评价也与价-效医学有密切的关系，这可以使不同厂家的药品等值等价。药物经济学评价是其重要的分支，临床路径、单病种收费都属于价-效医学的范畴。

价-效医学的理论、临床实践及必要的科学研究，目前在我国受到重视和广泛开展。最近基本医疗保险制度实施，加之我国医疗费用的紧张，药品价格虚高不下，多数人承受不起过重的医疗费用，价-效医学就更显得迫切。今天的医生不仅应是"患者的治疗者"，还应该是"患者的会计师"。临床医生不但要考虑药物的治疗效果和安全性，同时还要考虑药物的经济效益。国外有研究建议，应根据患者的主诉设立特殊的诊疗指南，既控制选择治疗方案，又避免降低医疗质量，指导医生实行价-效医学。根据我国的国情，也许更需要制定这样的治疗指南。

每当有大规模临床研究结果公布时，往往可以证实某药对某一疾病确有疗效而且是安全的，可以将其作为临床治疗的选药依据，甚至写入指南，但对研究结果的讨论，却常常忽视或有意回避新药的成本/效益关系。根据它们所制订的方案只能说是有效、安全的，却不一定是性价比最高的。这一治疗方案或药物就被添加到"标准的治疗策略"中，较前相比，患者就要相应花费更多的钱。现今，医生大多都是按照这样的"标准治疗策略"来进行临床实践的，并未充分考虑患者的经济压力。

如拜新同抗高血压干预试验（INSIGHT试验），证明了廉价的利尿剂与比它贵近百倍的长效钙通道阻滞剂（CCB）同样有效。INSIGHT试验证明了长效CCB的安全性和有效性，提供了其可作为一线降压药的有力证据，但却没有讨论成本/效益关系。根据INSIGHT试验结果制订的方案只能说是有效，却不廉价，这一治疗方案或药物就被添加到"高血压治疗指南"中。因此，有人质疑目前的循证医学和指南有被药商所绑架的嫌疑，从而引发一些社会问题。

在临床工作中，我们常常会碰到在同类药品中有国产、中外合资及进口品种，它们之间在质量上可能存在一些小差异，但总的疗效相差不大，然而价格却差别很大。

价-效医学不但要对药品，还要对不同的治疗方法、防治策略进行成本/效益研究，从而探讨最经济、有效的诊疗措施。

2 什么是药物经济学？

药物经济学是药物学与经济学相结合的一门边缘学科。它将经济学的原理和方法应用于评价药物的治疗过程，研究如何合理选择治疗方案和利用药物，使治疗高效、安全、经济、合理，不降低医疗质量，不降低治疗效果，同时又不浪费医疗资源，使有限的药物资源发挥最大的效益。

药物经济学是人类为应对医药资源配置问题而发展起来的新兴交叉学科。药物经济学应用经济学的理论基础，系统、科学地比较分析医药技术的经济成本和综合收益，进而形成决策所需的优选方案，旨在提高医药资源使用的总体效率。

药物经济学还是一门比较科学，它常常同时比较几种同类药物或治疗方案的效果和成本，研究最佳的治疗药物或治疗方案。高血压的最佳治疗药物或方案，就是通过大量的大规模临床研究而得出的，如 INSIGHT 试验、北欧地尔硫䓬研究（NORDIL 试验）同时比较了 2 种药物；抗高血压和降脂治疗预防心脏事件试验（ALLHAT 试验）、第 2 次瑞典老年高血压试验（STOP-2 试验）比较了 4 种（组）药物的效果，它们都是药物经济学研究的范例。

医药技术是人类维护健康的重要手段。研究表明，随着经济发展和收入水平的不断提高，人们消费结构中用于医疗服务的支出增长速度最快。中国的药品费用占卫生总费用的比重远高于其他国家和地区的平均水平，可以预期，中国未来的医药卫生必将逐渐成为社会资源配置的主导项目。因此，如何科学评估并有效配置医药资源将是我国实践科学发展观的重大议题。中国药学会和中国科学技术协会及中国医师协会等相关机构，与国内外相关领域专家共同协作，在借鉴国际指南优点的基础上，结合中国药物经济学的发展现状，历时近 3 年时间制定了《中国药物经济学评价指南（2011版）》。中国的药物经济学研究开展较晚，到目前为止还没有系统性地应用于中国医药卫生的决策过程。

高血压是一种治疗率低，发病率高，致残、致死率高的慢性疾病，需长期治疗。抗高血压药物种类繁多，价格悬殊，疗效、安全性不与价格成正比，不良反应也并不与价格成反比。2003年世界卫生组织/国际高血压联盟关于高血压防治意见，美国预防、检测、评估与治疗高血压全国联合委员会第七次报告（《JNC-7》）和2003年《欧洲高血压指南》均强调了药物经济学思想，从药物经济学的角度关注降压治疗的实施。

抗高血压药物治疗的经济学评价不仅涉及药物的价格、疗效及安全性，还包括患者的危险水平、降压效果和对临床终点事件的影响，以及治疗的依从性、安全性和患者的愿望。

总之，应用药物经济学制定治疗高血压用药方案的积极效果是控制血压、预防或延缓并发症的发生、改善生活质量。成本-效益分析证明，当药物的疗效与安全性相同时，应确定其中成本最低的治疗方案。

3 什么是成本-效益分析？

随着医疗市场放开以及市场经济的不断完善，提高医院的综合竞争力势在必行，这就迫使医疗行业进行成本核算。促进医疗行业控制和节约成本，提高医疗的综合竞争力，由此也催生了医疗的成本-效益分析。

医疗的成本-效益分析是将治疗方案所消耗的卫生资源（成本）价值和由方案产生的结果（效益）价值进行比较的一种方法。例如，采用某项方案治疗高血压患者，经过降低血压，减少了高血压患者的并发症，挽救了患者的生命，改善了生命质量或降低了发病率，那么由此带来的生存者劳动收入，以及节约卫生资源的费用就是效益，而采用某项方案的医疗费就是成本。应用成本-效益分析比较方案时，要求各种成本和效益用同一货币单位（元）来表示。通常采用以下3种结果指标和方法进行评价。①净效益法：从总效益中减去总成本即为净效益。②费效比法：即比较效益和成本的比值。③投资回报率法。

成本-效益分析方法的优点在于其应用范围广泛，适用于单个或多个治疗方案的评估。如采用不同的药物或方案治疗两组临床情况相同的患者，如果效果相同，则表示成本低的药物或方案优于成本高的药物或方案。因此，成本-效益分析在宏观分析和决策时较为常用。成本-效益分析方法的缺点在于方案的效果需要用货币单位来衡量，当效果很难换算成货币金额或不适宜用货币金额来表示时，就难以使用这种分析方法了。

4 成本是怎样计算的？包括哪些内容？

成本主要由直接成本、间接成本和无形成本组成。

直接成本：是直接应用于医疗所需的一切费用，又分为直接医疗成本及非直接医疗成本。直接医疗成本是指用于治疗方案所消耗的医疗资源，包括药费、医疗费、检验费、护理费及住院费等；非直接医疗成本为与患者治疗有关的一切支出，包括患者的饮食、患者的运输、家属照顾等。

间接成本：因疾病引起的早亡、伤残、劳动力丧失等所致的工资或收入损失等。

无形成本：这类成本和间接成本一样都较难测量，由疾病造成的疼痛、早衰、悲伤、精神创伤等的非经济性结果都归于无形成本。

对不同层次收入的人来说，各种成本的构成比有明显的差别。

对高收入人群来说，间接成本和无形成本占绝大部分，而直接成本有时可以忽略不计，所以他们常常选择更贵的治疗方案，他们愿意用效益换取时间、用费用换取精神创伤的减少。例如阑尾切除术，可以用腹部切开的传统手术方法，也可以用微创方法。前者恢复时间较长、术后留有腹部瘢痕，但是更经济；后者恢复快，腹部无明显瘢痕，但是费用很高。高收入的人会选择微创方法。低收入人群的成本构成比中主要是直接成本，间接成本和无形成本占比很小，所以他们常常选择效益/成本比最高或成本最低的方案，他们可以用时间换取效益。

5 什么是纯效益？

纯效益是指只考虑治疗的效果，不考虑治疗的成本，它不同于净效益［净效益=效益（元）-成本（元）］，在其他经济学分析中，很少提到这种概念。例如在ALLHAT试验中，氯噻酮、氨氯地平、赖诺普利三组间，尽管主要终点和次要终点的总死亡有微小差别，没有显著性差异，但其成本有显著性差异，如按最小成本分析、成本-效益分析或成本-效果分析，氯噻酮成本最低，是最理想的选择。对于高收入或愿意为健康高投入的人来说，一天几分钱和几元钱的成本差别没有意义，只要效果增加1%，哪怕成本增加十倍乃至几十倍也在所不惜，所以他们只考虑效果，不计较成本，宁可选择贵的氨氯地平和赖诺普利，而不选择氯噻酮。如在INSIGHT试验中，长效钙通道阻滞剂拜新同（硝苯地平控释片）和复方利尿剂（阿米洛利加氯噻酮），均可使心脑血管事件的发生率减少50%，这就是纯效益（不考虑成本），如考虑成本的话，廉价的复方利尿剂明显优于拜新同（硝苯地平控释片）。

6 仿制药与原研药有什么区别？

所谓仿制药，顾名思义是指仿制他人研究、生产的药物。仿制药的商品名、作用、效力、适应证、安全性与原药相同。由于仿制药药厂的资质、技术水平、生产条件不同，所以虽然仿制药与原药分子结构相同，但是其他成分的添加不同，因此生产出来的产品在溶出度、生物利用度上有差别，影响了药品的生物等效性，导致在效力、安全性上有一定的差异。我国仿制药约占国内医药市场97%的份额，且大多都没有经过临床试验，加上之前缺乏相关政策管控，导致一批质量低下、重复率高的仿制药在医药市场流通。随着我国仿制药一致性评价政策的出台，很多质量低劣的仿制药将被市场淘汰。

生物等效性评价即仿制药一致性评价，是仿制药的重要评价标准，是反映仿制制剂与原药生物等效程度的质量控制研究项目，其以生物利用度研究为基础，间接预测药物制剂的临床治疗效果。相对于临床试验而言，生物等效性研究在有效验证药物安全有效性的同时，缩短了仿制药研究周期，大大节约了临床资源和临床经费。仿制药与原研药应具有"同质性"，其包括：①"药学等效"，两药具有相同的生物活性成分、剂型、给药途径和规格，并通过有效的质量控制措施保证两药具有相同的品质；②"生物等效"，两药在体内具有相同的代谢、作用过程和相同的临床疗效，并且不能产生新的不良反应，以保证仿制药的质量和临床的"可替代性"。仿制药没有经过严格的临床试验，应用不同的生产工艺、添加不同的辅料都会导致临床疗效及安全性有明显的差别，已有大量原研药与仿制药的临床研究足以证明这一点。

原研药质量较好、副作用也较少，但往往价格太高；相反有些仿制药价格很低，低到让人不敢吃。

7 什么是高血压治疗的经济学效益？

高血压治疗的经济学效益简单而言就是怎样用合理或较少的费用达到高血压治疗的最佳效果，主要包括以下 4 个方面。

（1）针对中国高血压的流行病学、转归及临床特点，如发病特点"三低一高"（知晓率低、治疗率低、控制率低，发病率高）、脑卒中高发、盐敏感、血压变异性大等，采取的主要措施为人群策略，降低治疗成本，提高治疗率。治疗方案大多以预防脑卒中为主，首选钙通道阻滞剂。对少数患者以预防冠心病为主，如肾素-血管紧张素阻滞剂联合廉价的利尿剂，这是最具经济学效益的措施。

（2）提高健康意识，改变生活方式。近 20 年来，经济迅速发展，生活方式改变，而人们的健康意识跟不上经济的发展，传统的健康意识不再适应非传染性慢性疾病的预防，甚至是有害的。例如 50 年前大多数人是过度劳累、营养不良，而现在多数人是运动不足、营养过剩。现在提倡增加运动，戒烟限酒，低盐、低脂饮食等，这些生活方式的改善不仅对高血压的防治具有重要的经济效益，而且对糖尿病、血脂异常、肿瘤等的预防也具有重要的经济学意义。

（3）根据每个患者的临床情况，危险因素的数量、强度，以及对药物的依从性来选择最合适的治疗方案。如无其他危险因素的单纯性中、低危高血压患者，可选择最廉价的小剂量利尿剂、短效钙通道阻滞剂和 β 受体阻滞剂等。

（4）考虑每个患者的实际经济条件。当没有能力服用较贵的药物时，即使选择最廉价的降压药也总比不服药好得多，降低血压至少能明显降低脑卒中的发病率。

高血压治疗的药物经济学，并不是让低收入人群使用廉价药，高收入人群用贵药。药物经济学的目的是研究药物治疗中成本与效益的关系，如何使最小的投入达到最大的效益。常用的抗高血压药有5大类，100多种，价格差别悬殊，药物的功能特点也有一定的差别；不但各类药物之间有差别，同一类药物也有差别；它们不但在降压效果上有差别，在减少心脏病或脑卒中发病方面，不同的药物间也有明显差别。尽管临床总体效果无明显差异，但疗效往往不与价格成正比。高收入的人可以不计成本选择疗效最好的方案，但绝不是最贵的药就是最好的药。一般人群主要选择效价比高的治疗方案。

8 影响高血压治疗的经济学因素有哪些？

影响高血压治疗的经济学因素包括以下几点。①患者的危险水平（越是高危患者，从降压治疗中受益越多）。②年龄（中年患者的成本/效益比值较老年患者高，预防1例中年患者的非致命性事件或死亡所需治疗的人数，大约是老年患者的3~4倍）。③药物的临床疗效（血压控制水平，也包括对临床终点事件的影响）。④初始治疗的依从性和安全性。有研究对几类一线药物治疗单纯高血压的成本进行了回顾性调查，结果显示其中初始治疗费用占20.8%（替换药物又占其中的65.1%），维持治疗及随访费用占48.1%，药物中断及不良反应处理占 31.1%。⑤地区差异。例如中国人群对钙通道阻滞剂更敏感；中国脑卒中高发，西方国家则为冠心病高发。⑥其他包括种族差异、个体差异和经济状况差异等。

2004 年发布的《中国居民营养与健康现状调查》结果表明：2002 年我国高血压的知晓率为 30.2%、治疗率为 24.7%、控制率为 6.1%。有关研究资料表明，影响高血压治疗率的因素包括患者年龄（中青年患者不易坚持服药）、是否有需要长期应用的非降压药物、既往有无因心血管病住院以及初始降压药物的选择等，其中最重要的是初始降压药物的选择，而这一因素又与所选药物的依从性、药物价格和药物选择是否恰当有关。

作为发展中国家，药物价格的因素更不容忽视。然而，抗高血压药物的费用仅仅为高血压治疗成本的一部分，另外还包括不良反应的处理及非药物费用，因此需降低高危人群的并发症以及合理安排随访与监测费用等。

9 如何评价治疗高危高血压的经济学效益？

对于轻中度高血压患者，降压是最重要的，关于高血压高危人群的处理，不但要考虑暂时的降压效果及成本效益比，还要考虑减少后期并发症所带来的效益。

高血压最佳治疗（HOT）研究结果表明，将糖尿病患者的舒张压降至 80 mmHg 以下较降至 90 mmHg 以下，可将心血管事件发生率降至 51%。英国前瞻性糖尿病研究（UKPDS）则发现，在改善糖尿病预后方面，严格控制血压比强化降糖治疗更重要。严格控制血压需要联合应用更多的药物。HOT 亚组（舒张压<80 mmHg）平均用药 3.2 种，UKPDS 用药≥3 种也占 27%。新的指南还强调高血压合并肾损害及糖尿病是 ACEI、ARB 的强适应证。那么怎样评价这两类较贵的药物和（或）较多药物的合用对于治疗的成本/效益比？

Elliott 等综合分析了年龄≥60 岁且合并糖尿病患者的资料，对照血压<140/90 mmHg［美国预防、检测、评估与治疗高血压全国联合委员会第五次报告（JNC-5）目标］与血压<130/85 mmHg［美国预防、检测、评估与治疗高血压全国联合委员会第六次报告（JNC-6）目标］进行成本-效益分析。发现虽然更低血压组的抗高血压药物费用每年增加 414 美元，但处理脑卒中、心肌梗死、心力衰竭以及终末期肾病的费用减少，其结果是增加了 0.48 个生命年，而总体费用反而减少了 1450 美元。

在 UKPDS 中，虽然严格控制血压组的治疗总成本每例增加了 740 英镑，但并发症的处理费用却减少了 949 英镑。若分别按每年 6%（英国财政部批准的年度贴现率）和 3%（美国成本效益小组建议的年度贴现率）的折扣计算，每例总成本实际上分别节省了 74 英镑和 133 英镑，同时获得的生命年分别比一般控制血压组多 0.33 年和 0.50 年。以价格较贵的 ACEI 为基础的治疗，在其他高危人群中也取得了良好的成本-效益比。

在左心室功能不全研究（SOLVD）亚组中，高血压合并左室收缩功能不全的 1917 例患者接受依那普利平均治疗 3.8 年，结果表明首次因心力衰竭住院次数减少了 37%，因而总体费用平均减少了 1456 美元，并增加了 2.1 个生命年，故具有良好的成本-效益比。这再次证明了 ACEI 应作为这类患者的一线药物。

正如世界卫生组织（WHO）/国际高血压联盟（ISH）新的高血

压指南所指出的，有强制指征的患者服用另有益处的药物，即使较贵，可能价-效比更好。

10 高收入人群也要遵循药物治疗的经济学规律吗？

总成本=直接成本+间接成本+无形成本，当患者属于高收入群体时，直接成本中的药物治疗成本所占比例很小，甚至可以忽略不计。该类患者注重的是药物效果、安全性，而不考虑经济效益，不注重效益/成本比。这类患者也常被一般的物价观念误导，喜欢选择最新、最贵的药物，结果有钱反被有钱误。例如 ARB 预防冠心病、心力衰竭不如 β 受体阻滞剂和 ACEI，而预防脑卒中和冠心病也不如长效 CCB；唑嗪类 α 受体阻滞剂更是价高效低，安全性差。从目前的研究结果来看，对于以脑卒中为主要结局的中国高血压患者，效益高的是长效 CCB（例如氨氯地平），而对于以冠心病为主要结局的西方高血压患者，效益高的可能是 ACEI、ARB，其次是长效 CCB。

11 贵药都比廉价的药好吗？

按照一般的经济规律，一分钱一分货，这容易使人陷入贵药比廉价药效果更好、更安全的误区，但事实并非如此。目前上市的抗高血压药有上百种，药价相差悬殊，可达上百倍。每一类药品都有不同的特点，但总体来说，其效果和安全性并不与价格成正比。因为药品的定价主要取决于开发创新成本、生产成本等，并非临床效果和安全性。一种新药面市，价格一般都较高，理论上也肯定要比同类的传统药要好，但往往事与愿违，而且每一种新药的前期开发都需要大量的投入，这种投入最后都体现在价格中。所以，药品的价格有时也与其价值是不相称的。一个药品的药理作用在早期就研究得比较清楚，而其临床效果、不良反应则需要较长时间才能确定。如强心药地高辛，临床应用了"200"年才获得美国食品药品监督管理局的批准；应用了几十年的β受体阻滞剂，大家都认为心力衰竭是其禁忌证，直到近30多年才确认β受体阻滞剂是治疗慢性心力衰竭的最佳选择。

例如α受体阻滞剂多沙唑嗪治疗高血压的效果很好，理论上是一种很好的降压药，但在ALLHAT试验中，与利尿剂氯噻酮相比，其疗效和安全性均差而被提早终止。当时多沙唑嗪的价格是传统降压药的近百倍，刚刚上市不久就被证明安全性差而被淘汰下市，所以廉价药未必就比贵药差。另外两个价格较贵的药物，血管紧张素转换酶抑制剂和长效钙通道阻滞剂与廉价的利尿剂相比，总体疗效也大致相同，关键在于合理使用。

早期的药理学研究认为，血管紧张素受体拮抗剂类药物是最理想的降压药，是高血压、糖尿病合并肾脏损害的最好选择，也是当时最贵的降压药。长期临床研究表明，尽管血管紧张素受体拮抗剂可明显改善高血压合并糖尿病患者的蛋白尿，但其效果不如血管紧张素转换酶抑制剂。

另外，再加上一些人为因素，使得药物价格与临床效果和安全性之间的关系变得更不确定。还有一些医生也认为在同类药品中，越贵的药品效果越好、副作用越少。

我国新的药品定价原则正在酝酿调整，目前进行的仿制药一致性评价就是一种很好的措施，探索将药品临床价值列入定价因素，新药定价侧重于效用评价、成本评价、国际参考、定期审批、价格谈判、定量销售等，期望新的定价原则能抑制药品价格虚高现象，使药物的临床价值与价格相符。综上所述，药物的效果和安全性，决不能从价格上论优劣。只有最好的选择，没有最好的药物，贵药、新药未必就是好药。

12 高血压治疗经济学评价的关键是什么？

抗高血压药物的经济学评价除药物价格外，还包括患者的危险分层、降压疗效和对临床终点事件的影响，以及治疗的依从性和安全性。因此，仅关注药物的价格是不够的，还应重视整体成本和价-效比。对于轻至中度危险的高血压患者，小剂量利尿剂和短效钙通道阻滞剂具有较好的价-效比。血管紧张素转换酶抑制剂、血管紧张素受体拮抗剂和长效钙通道阻滞剂对高危人群具有更好的效果。为了强化血压的控制而联合用药，虽增加了药物费用，但因减少了并发症的处理费用反而是节约了总成本，还能延长患者的生存时间，实际上具有良好的价-效比。一般而言，费用与药效比越小越经济，而不是药费越便宜越好。对高收入、高消费者而言，效益越高越好，但绝不能说药费越贵越好。

13 流行病学特点对高血压治疗的经济学评价有什么指导意义？

根据中国高血压的流行病学特点，高血压的防治策略也有别于西欧国家。脑卒中与冠心病之比，西欧是3~4：5~6，中国是3~4：1。在高血压的防治策略中，西欧国家主要是预防心脏事件（冠心病、心力衰竭），而中国主要是预防脑卒中，前者比后者需要干预更多的危险因素以及更多的资金投入。单纯降压治疗对预防脑卒中效果显著优于冠心病。廉价的降压药如利尿剂和CCB特别适用于中国的高血压患者。健康教育是经济有效的方法，可使高血压的发病率降低，知晓率、治疗率和控制率提高，可有效控制高血压。积极改变我国目前的"三低"状况（低知晓率、低治疗率、低控制率）也是一种低投入、高效益的防治策略。我国心血管病患者群发病呈北高南低趋势，这与北方食盐摄入过多有关，所以在北方限制食盐摄入量非常重要。

14 国际上对药品是如何定价的？

国际上对药品的定价一般采用以下几种方法：①以参考为基础的定价；②利用药物经济学开展以绩效为基础的定价；③差别定价（即公平定价或称Ramsey定价）；④平均和可比定价；⑤利润控制定价；⑥成本加成定价（包括流通、市场开发）；⑦对新药的创新定价方法，如价格-用量合同定价、风险共担合同定价等；⑧其他控制价格的方法，如确定批发和零售加成比例、税收、调剂的加成；⑨仿制药的定价政策等。

以参考为基础的定价也可称为参考定价，是一种较常用的定价方法。它是指一种特殊药品的购买或补偿价格，取决于相似类别的一些基准或参考的药品的价格。这是控制新药价格的一种常用方法。大多数国家如澳大利亚、加拿大、德国、意大利、新西兰、挪威、瑞典、荷兰等，均不同程度地采用了这种参考定价的方法。

参考定价是一个有效降低药品价格的政策工具。参考价格的作用包括：①价格信号引导作用：通过设定医保支付基准价，向患者传递药品费用信息，激励医患共同选择价格更合理的药物，从而优化处方行为并降低患者自付费用；②药企竞争激励作用：药品生产企业为争取医保覆盖份额，将主动调整定价策略以匹配参考价，避免因定价过高而退出医保支付范围；③医保控费作用：医保基金仅按参考价标准报销，超出部分由患者自付，显著降低医保药品支出。

另外，利用药物经济学开展以绩效为基础的定价，澳大利亚从1993年开始将药物经济学评价的结果用于药品补偿决策，分别由两个不同的组织决定新药的补偿和定价，一个是药品保险咨询委员会（PBAC），另一个是药品保险定价组织（PBPA），采用循证方法进行药物定价。PBAC对新药的临床应用和成本效果提出最高定价的依据，而PBPA则对生产成本和对政府总预算的影响提出意见。

15 新医改背景下，中国常用药品是如何定价的？

（1）改革药品价格形成机制，按照使市场在资源配置中起决定性作用和更好发挥政府作用的要求，逐步建立以市场为主导的药品价格形成机制。2015年，除麻醉药品和第一类精神药品外，国家取消药品政府定价，逐步完善药品采购机制，发挥医保调控报销比例作用，药品价格主要由市场竞争形成。

（2）政策导向：采购定价。

（3）实行药品分类采购。

（4）医保谈判定价。

（5）国家组织药品集中带量采购定价。①药品范围：从通过一致性评价的仿制药对应的通用名药品中遴选试点品种。问题是同一种药，价值相差几十倍，有些原研药贵到吃不起，有些仿制药便宜到不敢吃。②集中采购形式：根据每种药品入围的生产企业数量分别采取相应的集中采购方式。入围生产企业在3家及以上的，采取招标采购的方式；入围生产企业为2家的，采取议价采购的方式；入围生产企业只有1家的，采取谈判采购的方式。③政策衔接，"三医"（医疗、医药、医保）联动：压实医疗机构责任；医药确保用量；医保支付标准与采购价协同。

16 就诊时如何应对医疗商业化？

因为过度商业化、市场化的倾向违背了医疗卫生事业的基本规律，故出现了一系列看病难和看病贵的问题。医疗单位过度追求利润等原因，一方面存在着医疗资源过度使用而造成浪费的现象，最常见的就是大处方、大检查、滥诊断和滥治疗，即过度医疗的问题；而另一方面是存在政府投入严重不足，医疗资源紧缺的问题。

针对这种现象，患者应注意以下问题。

（1）健康不能光靠打针吃药，人体有一定的抗病和自我修复能力。有些疾病是可以自愈的，如大多数感冒、发热38℃以下、上呼吸道感染、轻微腹泻等，主要是要增强健康意识，改变不良的生活方式。

（2）遇到大处方、大检查时，可以询问医生是否一定要做这种检查或用那么贵的药物。绝大多数医生还是有良知和同情心的，直接告诉医生自己的经济有点困难，这样医生也会改变他的做法。

（3）医生怕投诉、出差错，只好"大包围"，所以要信任医生，加强医患沟通。

（4）绝大多数医生都愿意选择最好最安全的治疗方案，过于追求"立竿见影、尽快见效"未必是好事。

（5）非医院或医生确实有差错，尽量避免与医院或医生对立，由于患者先天的弱势地位，在对立中往往最后吃亏和受害的还是患者。

（6）一般疾病的确诊需要一定的过程，急于确诊就要花更多的钱。例如一个咳嗽 2 天的患者，最可能的情况是上呼吸道感染，少数可能是下呼吸道感染，极少数可能为肿瘤等疾病。所以，不妨先按上呼吸道感染处理，或拍摄胸部 X 线片，排除下呼吸道感染；如果要马上排除肿瘤，就要做 CT 等昂贵的检查。

（7）提高自我防范意识，互联网上的各种医学信息资源极为丰富，尤其是关于慢性疾病如高血压和糖尿病、乙型病毒性肝炎等的更是五花八门。需注意，应根据自身实际情况，去当地正规医院就诊。

17 怎样看病更安全又省钱？

看病贵、看病难是社会上的一个主要话题，但是省钱看病也是有技巧的，需注意以下几个方面的问题。

（1）通过网络、护士或医院其他人员了解医生的临床技能水平和医德品行等情况。院内人士比较清楚，尤其是医德，绝大多数医院都有医生和专家的情况介绍，不一定那些职称高、年纪大和患者就诊人次多的医生就好，往往是那些勤奋好学、刻苦钻研、脚踏实地、有事业心和同情心的才是真正的好医生。

（2）熟悉医院情况。因为各医院的科室设置、医生组成、仪器设备均各有侧重，要先了解医院和科室的特色，相关病症最好去找相关医院和相关的医生或专家。不要盲目找大医院和名专家，如起病 1~2 天的普通感冒、拉肚子等也去看名专家，实在没有必要，还浪费医疗资源。适合自己病情的一般医生的水平要好过不是本专业的名专家。小病和（或）病程短看普通医生，大病和（或）疑难、重症或慢性疾病（如糖尿病、高血压和心脏病等）看专家，也未必每次都要看专家。

（3）就诊前须准备好各种检查诊断资料，包括从初诊起的全部病历、各种检查报告及既往用药情况。这样看一次门诊，就基本上可以做到初步明确诊断，拟定治疗方案了。尤其是慢性疾病，不要随便丢弃病历、检查结果，老病历上记载着既往病史和一些重要的检测结果，这些资料都是医生诊治的重要参考资料。这样可以少走弯路，又可以避免不必要的重复检查，会减少很多看病的开支。

（4）专家门诊的挂号费都比较贵，为了尽量节省费用，最好要带着问题去，需要抓住疾病的关键。叙述病情和治疗经过要简短、清淅，回答专家的提问要直接、详尽，甚至可以大胆提出对本病的疑问，以引起专家的注意并得到详尽答复。尽管挂号费贵点，有时可以少走弯路，省去不必要的检查、治疗和药费。假如经济条件并不十分宽裕，你不妨直接把这些想法告诉医生，这样医生就可以从专业的角度为你制订计划，让你在最合理的价位上得到最有效的治疗。现在提倡医生既要做患者的治疗者，又要做患者的会计师。如果仅仅因为省钱而误诊，那就是赔了夫人又折兵，更加得不偿失了。

（5）别一味地把新药、贵药当好药。好药的标准：一是必须疗效确切；二是对人体的毒副作用小，安全性好；三是价格适宜且使用方便。新研制出的药物可能对某些疾病有良好的疗效，但新药毕竟应用时间较短，一些不良反应往往尚不清楚。药品定价主要取决于成本，而不是药品的效果和安全性。已有不少的新药因几年后被发现其毒副作用超过治疗效果或超过廉价的老药而被淘汰，所以新药未必是好药，但往往是贵药。

（6）不要随便说要做什么检查或做全身检查，或者说要用好药，因为你这样说就会误导医生多做检查和用贵药。除非你对自己的病情有所了解或有相当的专业知识，否则尽量让医生考虑和决定做什么检查、用什么药，必要时可以反问医生，我为什么要做这些检查、用这些药。

18 怎样做个聪明的患者?

怎样才能做聪明的患者，也就是说，既要治疗好疾病，又不要多花钱，不要延误病程。不少人出于无知或急于求成，结果花钱又误事，这主要体现在一些疑难、复杂和慢性疾病患者中。做个聪明的患者需注意以下几种方法。

（1）提高自己的健康知识水平，可以了解相关的疾病知识，但千万不能只相信一家之言，特别是那种带有广告性质推荐某种治疗方法或特效药物的内容，要慎重。阅读相关的健康科普书籍，但是有些书籍的科学性比较强，有些书缺乏科学性，知识及理论明显落后，如一些高血压相关书籍的诊断标准还是10多年前的，治疗方案也是陈旧的。了解这些知识后，千万不要自己马上应用，而是带着这些知识和问题再请教相关的专科医生。

（2）尊重科学，不要道听途说。有些患者听医生说需要长期药物治疗，便失去信心，希望找到能短期根治的秘方和偏方，甚至放弃医院的正规治疗。结果花了不少冤枉钱，还耽误了疾病的早期治疗，甚至造成严重的后果。例如，"神医"张某主张不吃药治疗高血压、糖尿病，结果自己50岁就因脑卒中住院。

（3）受经济利益的驱动，一些医生滥诊滥治。当医生提出某些检查或治疗方案时，不妨反问医生，这些检查有什么意义，有必要做吗？这些治疗方案的效果怎样，有科学根据吗？例如，有些医生鼓励老年人或一些存在心脑血管病的人，每年打几次所谓疏通血管的吊针，每次1~2周。这些药物每天花费几十甚至上百元，这种治疗方法既缺乏科学依据又浪费钱。如果真有必要还不如选择阿司匹林，既廉价又有肯定的效果，又有充分的科学证据。

（4）不要盲目相信保健品的功效。最好的保健就是健康知识和科学的生活方式，而不是药物，更不是那些保健品。

（5）治疗效果或症状的改善未必越快越好，应该由医生根据病情决定。盲目地铤而走险，易欲速则不达。如高血压的治疗，除某些特殊情况外，一般在2~8周使血压逐步平稳降到目标值即可，血压降太快可能引发脑卒中等不良事件。还有一些发热和疼痛的患者，在病情不确定的情况下，盲目使用快速、强力退热和止痛药物也是不安全的，我见过多个"名医"就是靠滥用激素等药物忽悠患者的。

19 如何进行非传染病性慢性疾病预防的经济学评价？

从卫生经济学角度看，一级预防有良好的投资效益比。一直从事患者健康教育的洪昭光教授认为，如果健康是100分，那么遗传因素占15分，社会环境占10分，自然环境占7分，医疗条件占8分，生活方式占60分（其中包括合理膳食、适当运动和心理平衡），也就是说60%是可以自我调整和控制的。我们现在最大的问题出在战略上，即错误的医疗市场化，把90%的卫生资源都消耗在医院，而慢性疾病的预防却没有投入较多资源。例如将1元钱用于预防可以省8.59元的治疗费，可1元钱没人出，8.59元有人出。

1996年美国疾病控制和预防中心公布的资料显示：采用健康四大基石为主的健康生活方式使美国人的平均预期寿命延长了10年；而采用医疗方法使美国人延长预期寿命1年，就需要数百亿乃至上千亿美元。采用健康的生活方式，可使高血压发病率下降55%，脑卒中下降75%，肿瘤下降33%，糖尿病下降50%。

20世纪90年代我国"八五"国家科技攻关计划，在北京、上海等5个地区进行的高血压一级预防研究也表明：经过3年干预，高血压发病率下降19.3%，其中临界高血压发病率下降26.5%。以此推算，3年间我国可减少高血压患者约2000万，治疗费按每年300元/人计算，可节省费用60亿。改变生活方式还有助于控制体重，调整血脂，并使生活质量全面提高，人均寿命明显延长，而所需费用不足医疗费用的1/10。

目前我国在传染病的控制方面，宣传教育、经费投入、管理和治疗都做得比较好。对于非传染性慢性疾病的早期预防近年也有明显改善，但做得还不够，而这些非传染性慢性疾病的一级预防，主要靠良好的生活方式，早期预防胜于治疗。

医疗市场化改革之后，医院和医生有时过于追求简单的经济效益，对健康教育淡化，许多媒体的健康教育大多也是由商家在操作，其中有不少陷阱，其科学性也受到质疑，收效甚微。

20 怎样正确对待医疗风险、效益和成本的关系？

前几年医疗事故的鉴定采用举证倒置的办法，要省钱就要承担一定的风险。一个临床表现，可以见于多种疾病，例如酷似感冒的表现，却有可能是恶性肿瘤或某些罕见疾病。如果每个感冒的患者都要马上排除恶性肿瘤或某些罕见疾病，那么看一次感冒就要花几千甚至上万元的费用，所以只能是观察几天后发现不是感冒，再考虑其他疾病，这就是风险。

对于少部分特殊人群来说，他们不在乎几万元钱，更在乎健康或叫临床效益，所以他们一旦有点小病，就会当大病来处理，去医院后就需要这种"大包围"的检查，希望把风险降到最低，效益提到最高，不在乎成本。

不同的药物可能存在微小效果或副作用的差别，但是价格可能相差十几或上百倍，但对一些人来说一百元和一千元几乎没有明显的差别，所以他们宁可增加十几倍或几十倍的费用，以增加1%的效果，减少1%的副作用。但对于普通人来说，当然首先选择一般的廉价药物，这就是医疗风险、效益和成本的关系。

在我国，曾有数百万的天价医疗，结果还是人财两空，作为极其特殊的个例来说并不奇怪，但是让普通人看不起病，那就不正常了。

做医生难，做一个好医生更难，既要考虑自身的生存和安全，又要考虑患者的临床情况、患者的实际经济承受能力，还要充分尊重患者和家属追求健康的愿望，这就是我们现在提倡的价-效医学观念。

21 怎样看待医疗风险？

医疗过程是一个复杂行为，尽管其目的是救死扶伤，但为了达到诊断和治疗的目的，必然会有一定的风险。近年有关患者安全的研究结果显示，医源性错误成为美国第8位致死因素，高于因交通事故、乳腺癌及艾滋病死亡的人数。哈佛大学一项研究发现，4%的住院患者遭受过某种不良医疗事件的伤害，70%的不良事件导致暂时性失能，14%的异常事件导致死亡。如药品不良反应、医疗器械不良事件、医疗意外及过失、有创性检查、医疗过程中发生的其他患者安全事件等。在医疗市场化的今天，少数医疗单位和医生为了追求经济效益，忽视医疗质量和患者的安全也是一个重要原因。

医生在实施一项检查或治疗之前，应根据患者的具体临床情况和现有的资料、证据，衡量该项检查或治疗的风险和获益，这被称为风险/效益比。有些医生理论知识不扎实、临床经验不足，或者是追求经济效益，缺乏风险/效益比的观念，会因此忽视患者的安全。医生的失责有时甚至会导致医疗差错和事故的发生，这使得医患关系更加紧张。

医疗风险是医疗过程中的必然产物，但其未必就是医疗事故。所以，对一些可做可不做的有创性检查、可做可不做的治疗、可用可不用的药物应尽量避免，如此既省钱又安全。

有时也要敢于承担风险，我院曾经遇到一个主动脉夹层动脉瘤破裂的患者，当时从外院转来，九死一生，不做手术有极大的可能会死亡，做手术还有一线生机。作为医生来说不做手术没有任何风险，做手术要承担很大风险，但是患者和家属非常信任医生，患者还写好了捐献器官的遗嘱，结果手术很成功，这就是对医生的信任给了患者第二次生命。

22 怎样对待药物的不良反应和安全性？

药物不良反应是指在将正常剂量的药物用于防治疾病的过程中，出现的与用药目的无关的反应。药物不良反应包括副作用、毒性反应、过敏反应、特异质反应和致畸作用等。据国外报道，药物不良反应在住院患者中发生率可高达 10%~20%。住院患者因药物不良反应死亡者占 0.24%~2.9%；因药物不良反应而住院的患者占 0.3%~5.0%。

目前还缺乏对医疗风险、患者安全性的有效报告、监测、评价系统。减少医疗风险、控制药物不良反应的有效办法就是避免不必要的有创检查，严格掌握用药指征。反对滥打针、滥用药（包括各种保健品、中药或中成药）、滥检查等。这几年国家陆续出台了控制滥用药、滥打针的政策，滥用药、滥检查不仅是一种资源浪费，更重要的是会增加医疗风险。近几年各种养生保健品泛滥成灾，导致了许多不必要的心身伤害。有时是药物的不良反应，但不是毒副作用，例如一些降压药引起的咳嗽、降糖药引起的胃肠道反应，一旦出现反应，停药后很快就恢复，不能因为有反应就不用这些药物，因而错过用好药的机会。

笔者强调：健康不能光靠吃药打针。许多疾病（尤其是一些慢性疾病），要靠健康的生活方式，早期预防，不能完全依靠药物、保健品和医疗手段，这样可以避免和减少很多不必要的风险。

第三章

高血压患者实验室检查的内容和临床价值

张学贤 傅 宴

检查的目的主要包括以下两个方面，首先确定是原发性高血压还是继发性高血压；其次是发现并存的危险因素及靶器官损害，评估高血压危险程度及预后，为确定治疗方案提供依据。

检查的主要项目有血常规、尿常规、尿蛋白定量、肝功能、肾功能、血脂、血糖、尿酸、电解质（尤其是血钾）、醛固酮、同型半胱氨酸、心电图、超声心动图、胸部X线、颈动脉和股动脉超声以及眼底检查等，有些患者需做进一步检查。

1 高血压患者实验室检查目的是什么？

高血压患者在进行非药物疗法和药物治疗前均需要进行一系列的检查，这些检查的目的主要包括以下几点。

（1）决定高血压患者是否选择药物治疗、何时开始药物治疗和采用什么样的治疗方案。例如，一个血压为 140/90 mmHg 的患者，无其他任何异常情况下，可以先进行非药物治疗 6~12 个月，但如果实验室检查发现合并糖尿病则必须立即开始药物治疗。

（2）确定是原发性高血压还是继发性高血压。了解心、脑、肾、眼等重要器官的变化和功能是否受到损害及其受损程度。

（3）了解高血压患者是否合并其他临床情况或危险因素，如冠心病、左心室肥厚、脑卒中、外周血管病变、视网膜病变、血脂紊乱、糖尿病、慢性肾功能不全和高尿酸血症等。

（4）有助于原发性高血压的诊断和分型、危险分层及量化评估预后，帮助了解靶器官的功能状态，有利于治疗时正确选择药物。

（5）实验室检查结果和病史，是高血压治疗经济学评价和选择治疗方案或药物的主要依据。患者不能只以自己的经济条件来选择治疗方案或药物，否则盲目地高投入，用贵药，也不会起到好的治疗效果。

2 高血压患者要做哪些常规检查？

根据高血压患者的具体情况决定检查项目，其中主要包括：血常规、尿常规、肾功能、尿酸、血脂、血糖、糖耐量试验、电解质（尤其是血钾）、心电图、心脏B超、胸部X线检查和眼底检查等。还有一些其他的检查，应根据患者的临床情况和经济条件来决定，如检测空腹血浆同型半胱氨酸、尿儿茶酚胺、血醛固酮、心房利尿钠肽、血管紧张素、高敏C反应蛋白、尿微量白蛋白（合并糖尿病患者的必查项目）、睡眠呼吸监测（合并睡眠呼吸暂停综合征时）、动脉造影，肾和肾上腺超声、CT或MRI（磁共振成像）等。

3 高血压患者血常规检查有什么意义？

高血压患者血常规中红细胞和血红蛋白一般无异常，但急进性高血压时可有Coombs试验阴性的微血管病性溶血性贫血，伴畸形红细胞；血红蛋白高者因血液黏稠度增加，易有血栓形成并发症（包括脑梗死）和左心室肥大。血常规检查还有助于高血压的诊断和鉴别诊断，如高血压伴有贫血者可能是慢性肾功能衰竭所致的肾性高血压。

4 高血压患者尿常规检查有什么意义？

高血压患者早期尿常规可正常，肾浓缩功能受损时尿比重逐渐下降，可有微量尿蛋白、红细胞，偶见管型。随着继发于高血压的肾脏病变进展，尿蛋白量增多。良性肾硬化者，如24小时尿蛋白在1 g以上，提示预后差。红细胞和管型也可增多，管型主要是透明管型和颗粒管型。尿常规检查有助于早期发现肾功能受损，有助于早期区分高血压肾病和肾性高血压。

5 高血压患者肾功能检查有什么意义？

通过行肾功能检查，主要可以了解高血压患者肾功能受损的程度，还可帮助鉴别高血压的性质。早期患者肾功能检查并无异常，肾实质受损到一定程度才开始出现异常。当成人肌酐：男性>114.3 μmol/L，女性>107 μmol/L，老年人和妊娠者>91.5 μmol/L，24小时尿微量白蛋白>30 mg时，提示有肾损害。酚红排泄试验、尿素清除率、内生肌酐清除率等可低于正常。肾功能检查还有助于高血压的诊断和鉴别诊断，如肾功能受损早于高血压发现时间，或者肾功能受损严重，而血压仅轻度升高，其他器官如心脏结构、眼底血管等无明显改变，则可能是肾性高血压，反之可能是高血压肾病。

6 高血压患者为什么要做糖耐量试验、血糖和尿糖测定？

高血压患者容易合并糖尿病，因此做糖耐量试验、血糖和尿糖测定尤为重要，其原因具体如下。

（1）高血压患者易合并糖尿病，两者都是冠心病的易患因素。如两者同时存在，还要警惕代谢综合征或胰岛素抵抗等。行糖耐量试验、检测血糖和尿糖有助于尽早发现糖尿病。

（2）糖尿病患者易发生肾血管疾病及糖尿病肾病，这些病变均可以导致血压升高。行糖耐量试验、测定血糖和尿糖有助于鉴别出现高血压的原因。

（3）原发性醛固酮增多症、库欣综合征、嗜铬细胞瘤等也可引起血压升高，常伴有高血糖，故行糖耐量试验、检测血糖和尿糖有助于鉴别原发性高血压及继发性高血压。

（4）应用利尿剂治疗高血压时可能使血糖升高和糖耐量降低，治疗前行糖耐量试验、测定血糖和尿糖有助于药物治疗的观察及药物不良反应的判断。

7 检查血脂、电解质和血尿酸有什么意义?

检查电解质、血尿酸、血脂对于高血压的诊断、鉴别诊断、预后判断、风险评估、治疗方案选择以及各种并发症的存在情况的了解均有重要意义。60%的高血压患者合并血脂异常，合并血脂异常又明显增加发生心脑血管病的风险，尤其是增加冠心病风险。代谢综合征常合并血脂异常，还要进行调脂治疗和改善饮食结构。原发性醛固酮增多症常合并低血钾。肾功能损害时血尿酸常常增高，高尿酸血症又是心血管病的危险因素。

8 检测尿儿茶酚胺对高血压患者有什么意义?

儿茶酚胺又称邻苯二酚胺，主要包括肾上腺素、去甲肾上腺素和多巴胺，由肾上腺髓质和位于身体其他部位的嗜铬细胞分泌。肾上腺素与去甲肾上腺素的生理作用有一些差异。肾上腺素具有应激时调动体内血流再分布的作用，使皮肤的血管收缩，骨骼肌及心肌和脑内血管扩张，减低周围血管阻力，增加心率、心输出量和脉压。去甲肾上腺素则以维持人体血压为主，使小动脉收缩，保证收缩期及舒张期血压维持在一定水平。

嗜铬细胞瘤患者，其嗜铬细胞无限增殖，大量儿茶酚胺释放入血，全身小动脉收缩、血压升高、心率加快。同时尿中排泄儿茶酚胺的量明显增加，故测定尿儿茶酚胺有助于嗜铬细胞瘤的诊断，尤其是对血压波动较大者，便于区分原发性与继发性高血压。

9 高血压患者为什么要测定血中醛固酮含量?

醛固酮是肾上腺皮质分泌的主要盐皮质激素。在普通含钠、钾饮食情况下，人体每日分泌醛固酮 50~250 μg。醛固酮促进大量钠及氯重吸收、钾和氢从尿中排出，从而发挥其调节钠、钾代谢，细胞外液量的生理作用，还使尿中排铵增多，血碳酸氢根离子（HCO_3^-）增高，血 pH 也有增高倾向。

正常人 24 小时尿醛固酮排出量为（10±2）μg，醛固酮增多症患者 24 小时尿醛固酮大多高于正常，24 小时可达 300 μg。高血压患者，尤其伴有低血钾者，测定尿醛固酮含量有助于鉴别有无醛固酮增多症存在。如与肾素测定同时进行，还可鉴别原发性与继发性醛固酮增多症。

尿醛固酮受多种因素影响，波动性较大，因此测定时应固定钠和钾的摄入量，需反复多次测定才能获得可靠结果。

10 血浆同型半胱氨酸检查对高血压诊疗有什么意义?

伴有高同型半胱氨酸（HCY）的高血压，被称为"H 型高血压"。HCY 可引起血管内皮功能紊乱或损害，从而加速动脉粥样硬化斑块的形成，导致心脑血管疾病剧增。高血压如果合并高同型半胱氨酸血症，是脑卒中重要的危险因素之一。中国高血压人群中，多数患者 HCY 增高，与中国高血压转归以脑卒中为主有一定关系。不过 HCY 对心血管病事件的影响强度没有以往认为的那么重要，比血压升高、糖尿病、高血脂、肥胖、吸烟要弱，正常值上限也由以前的 20 μmol/L 下调到

15 μmol/L。H 型高血压治疗有所不同：不仅要降压，控制并存的其他危险因素，还要使用叶酸、维生素 B_6 等降低同型半胱氨酸。

11 尿微量白蛋白检查对高血压预后有什么意义？

微量白蛋白尿（即尿白蛋白排泄率为 20～200 μg/min 或 24 小时尿白蛋白总量为 30～300 mg）与高血压密切相关，可提示患者出现早期血管通透性异常及动脉粥样硬化。高血压患者早期筛查、诊断并积极干预微量白蛋白尿至关重要，一旦出现微量蛋白尿，提示预后较差。在此情况下选择降压药时，要充分考虑有利于保护肾功能、降低蛋白尿的降压药。

12 高血压患者心电图检查有哪些改变？

高血压患者左心室肥厚时心电图可显示左心室肥大或兼有劳损。由于左室舒张期顺应性下降，左房舒张期负荷增加，心电图可出现 P 波增宽、P 波切迹，V1 导联的 P 波终末电势负值增大等，上述表现甚至可出现在心电图发现左心室肥大之前。高血压患者可以并发频发的各种心律失常，如房性早搏、室性早搏、心房颤动等。此外，心电图检查对传导系统的病变诊断尤其重要，如各种传导阻滞等，是超声心动图、胸部 X 线和 CT 检查所不能替代的。心电图检查优点是经济、方便，便于重复检查、前后对照。

13 超声心动图对高血压患者有什么意义？

目前认为超声心动图检查与胸部 X 线和心电图相比，是诊断左心室肥厚最敏感、可靠的手段，它不但可以明确心脏各腔室的大小、房室壁厚度和活动情况、瓣膜的改变、乳头肌和大动脉的活动情况，还有助于发现一些隐匿性高血压患者。例如，我们诊治过1例患者，心脏彩超发现患者左房轻度扩大、室间隔轻度肥厚，而患者每周测血压从未发现血压升高。我让家属在患者夜间睡眠时再监测患者血压，结果4次血压最低156/94 mmHg、最高182/106 mmHg。超声心动图还可以评估心脏功能，有助于对心力衰竭患者的定量诊断，并可以观察病程演变和判断降压药物的疗效。超声心动图对预后的判断，以及治疗方案的选择也具有重要意义。

14 颈、肾动脉超声检查对高血压患者有什么意义？

应用彩色多普勒超声检查可判定颈动脉内膜中层厚度及颈部血管是否存在粥样斑块。研究发现，血压升高程度与颈动脉粥样硬化斑块的发生率及内中膜厚度呈正相关。颈动脉超声作为一种无创检查手段，能判别高血压患者是否并发动脉粥样硬化，有助于对高血压患者进行针对器官的个体化治疗。肾动脉彩超主要用于排除肾动脉狭窄，尤其是双肾动脉狭窄。双肾动脉狭窄的高血压患者禁用血管紧张素转换酶抑制剂（ACEI）、血管紧张素Ⅱ受体拮抗剂（ARB）降压药和沙库巴曲缬沙坦。对有些严重肾动脉狭窄的高血压患者，可以进行肾动脉的介入治疗。

15 CT检查对高血压诊断有什么意义？

CT为计算机断层扫描，它不是高血压患者的常规检查项目，主要用于继发性高血压的鉴别诊断，如嗜铬细胞瘤等原发病变的定位诊断。在高血压肾病后期，可了解肾脏萎缩、变小及实质病变等情况。

对嗜铬细胞瘤患者，CT可以显示直径2 cm以上的瘤体，并能鉴别转移性和复发性疾病。对库欣综合征患者，CT具有各种传统方法不能相比的优越性，尤其对异位促肾上腺皮质激素分泌的肿瘤和肾上腺腺瘤与癌的定位具有重要价值。对原发性醛固酮增多症患者，CT可发现直径1 cm的腺瘤。对实质性肾疾病患者，CT可显示肾的大小及肾实质的占位性病变。患高血压脑病时，CT可显示脑的病理改变和脑部并发症，如脑出血、脑梗死等。

CT还可以检查心脏功能和其结构的改变，有助于冠心病和心力衰竭的诊断。

16 高血压患者为什么要进行睡眠呼吸监测？

睡眠呼吸暂停患者中，合并高血压者可达50%以上，尤其是肥胖和脖子短的患者更容易出现睡眠呼吸暂停现象。且睡眠呼吸暂停程度越重，合并高血压的趋势也愈加明显。通过同步行睡眠呼吸监测及持续血压监测发现，睡眠呼吸暂停可引起夜间血压升高，此类患者血压的增高不仅呈现于夜间，也呈现于清醒后及日间。对于此类患者，单纯降压药物治疗效果差，只有治疗睡眠呼吸暂停才可有效控制继发性高血压。临床上不少所谓的难治性高血压，就是睡眠呼吸暂停导致的。合并打鼾的高血压患者，有必要通过呼吸睡眠监测，排除睡眠呼吸暂停后行下一步诊疗。改善这类高血压患者的睡眠呼吸暂停情况，有利于血压控制。

第四章

高血压的诊断及鉴别诊断

宁丽晔　张学贤

我国目前仍将收缩压≥140 mmHg和（或）舒张压≥90 mmHg作为高血压的诊断标准，但是血压为130~139/80~89 mmHg时，属于正常高限，应加强生活方式的干预及密切监测血压。

高血压的测量至关重要，由于血压的即时性变化较大，首次诊断高血压，至少非同日3次以上测量血压，最好采用"722"测量法。尽量减少过度诊断或漏诊，任何原因的不舒服和心理变化都会导致血压的变化。

高血压是一个渐进发展的心血管综合征，由多种复杂的相关因素导致的。

高血压的诊断包括区分原发性和继发性高血压，以及进行危险分层。

凡遇到高血压患者，应详细询问病史，进行全面系统的检查，以排除症状性和假性高血压。

根据患者的病史、家族史、体格检查及实验室检查对高血压患者做出诊断和危险性评估，确定治疗方案。

1 高血压的诊断标准是什么?

高血压诊断标准见表 4-1。

表 4-1 高血压的诊断标准

正常血压	收缩压<120 mmHg	舒张压<80 mmHg
正常高值血压	收缩压 120~139 mmHg	舒张压 80~89 mmHg
高血压	收缩压≥140 mmHg	和(或)舒张压≥90 mmHg
轻度高血压(1级)	收缩压 140~159 mmHg	和(或)舒张压 90~95 mmHg
中度高血压(2级)	收缩压 160~179 mmHg	和(或)舒张压 95~109 mmHg
重度高血压(3级)	收缩压≥180 mmHg	和(或)舒张压≥110 mmHg
单纯收缩期高血压	收缩压≥140 mmHg	舒张压<90 mmHg

不能仅仅根据血压值的变化界定高血压,还要根据危险因素进行分层:

(1)有无其他危险因素。

(2)有无靶器官损害或糖尿病。

(3)有无并存的临床情况,如心、脑、肾脏病变,并根据我国高血压人群的危险度分层标准进行危险度分层,从而确定治疗方案。

若患者的收缩压与舒张压分属不同级别,则以较高的分级为准。单纯收缩期高血压也可按照收缩压水平分为 1、2、3 级。将血压 120~139/80~89 mmHg 列为正常高值血压是根据我国流行病学数据分析的结果,血压处在此范围内的患者,应认真改变生活方式,及早预防并监测血压,以免发展为高血压。

新的高血压诊断标准 130~140/85~90 mmHg 没有被普遍接受,主要是因为国内外均有对这类高血压患者进行降压治疗的临床研究,结果发现没有心脑血管病的获益，同时浪费医疗资源，还造成不必要的恐慌，弊大于利。

2 高血压的诊断应包括哪些内容？有什么经济学意义？

高血压的诊断首先应准确测量血压，由于血压值敏感，即时性变化很大，容易受多种内外因素的干扰，因此需规范血压测量。每次测量值取 2 次血压读数的平均值；假如 2 次读数误差超过 6 mmHg，则共测量 3 次或 4 次，取其读数的平均值。首次诊断高血压，必须测量非同日 3 次血压值，最好连续测量 5~7 日，测量结果均应达到高血压的诊断标准，至少也应该 3 次血压值的平均值达到诊断标准。一般以最高的一次作为分级的标准。为了确诊高血压，必须除外症状性高血压、"白大衣高血压"和其他原因或药物所致的一过性高血压。高血压的诊断，主要根据心、脑、肾重要脏器功能，大血管的改变等危险因素进行评估。医生也会对有无合并可影响高血压病情发展的其他疾病及其治疗的情况，如冠心病、心力衰竭、外周血管病变、糖尿病、血脂异常、高尿酸血症、慢性呼吸道疾病等进行判断后分层。我们认为高血压分级的干扰因素较多，危险分层比较稳定，所以危险分层的临床价值更大。

高血压的诊断是高血压治疗经济学评价的重要依据，对于正确合理地选择治疗方案、降压药物具有重要意义。

3 高血压的分类有哪些？

临床上把高血压分为原发性高血压和继发性高血压两大类。

（1）原发性高血压。血压升高的原因尚不十分清楚，也叫原发性高血压病，它是一种以动脉血压升高为特征，伴有心、脑、肾功能性或器质性异常改变的全身性疾病。据统计，以往认为95%为原发性高血压病，而随着诊断技术及诊疗水平的提高，继发性高血压的比例升高，有85%~90%的高血压患者属于原发性高血压。原发性高血压是心血管疾病中最常见的一种慢性疾病。

（2）继发性高血压。继发性高血压是在某些疾病发展过程中产生的，原发性疾病治愈后，血压也随之下降。所以，这种高血压又称症状性高血压。患醛固酮增多症、慢性肾炎、肾动脉狭窄、嗜铬细胞瘤等疾病时都会出现症状性高血压，其中醛固酮增多症出现高血压者较多。

另外需注意假性高血压。所谓假性高血压，顾名思义即它不是真正的高血压，但是在特定的情况下，血压确实升高并达到了高血压的诊断标准，所以很容易被误诊为高血压，导致不必要的长期药物治疗，增加不必要的心理压力。血压的即时性变化很大，很多原因都可以导致血压升高，几乎任何的身体不适、紧张、焦虑、失眠、恐惧都可能导致短时间的血压升高。去除这些因素，血压就恢复正常，大部分这种情况不需要治疗或不需要长期治疗。

4 什么叫"清晨血压"？有什么重要性？

根据《清晨血压临床管理的中国专家指导建议》，清晨高血压也叫晨峰现象，是指清晨醒后1小时内至服药前、早餐前的血压（家庭自测或诊室），动态血压记录的起床后2小时内或7：00至9：00的血压也属于清晨血压。目前对清晨高血压的认识有狭义和广义之分。在高血压的诊断、治疗中，有多个反应血压控制的指标，包括血压水平的高低、血压变异性等。在反应血压变异性的指标中，清晨血压的临床应用价值较高，所以清晨血压也是评价各类降压药效果的重要指标。以往很少进行家庭自测血压及 24 小时动态血压监测，清晨血压容易被忽视。如果白天或诊室血压正常，家庭血压测量或动态血压监测的清晨血压≥135/85 mmHg 和（或）诊室血压≥140/90 mmHg，可以诊断为清晨高血压。由于清晨血压的记录次数只有 5 次（每半小时 1 次），只要有 1~2 次的血压记录受到干扰，平均下来就会影响结果的判断，而这 2 个小时又是比较忙的时间，起床后的大小便、洗脸刷牙、做早餐、着急上班等都可能影响血压值。有一个行 24 小时动态血压监测的患者，发现自己一开车血压就升高，共有 4 次血压升高时在开车，每次血压值较基础血压升高 20~30/8~12 mmHg，其中 2 次在清晨，结果 24 小时血压、白天和夜间血压均正常，但清晨血压明显升高，结果提示符合清晨高血压的诊断。认真分析排除干扰后，我还是否定了这位患者清晨高血压的诊断。所以，在进行监测时应尽量排除这些干扰。

　　清晨高血压与心脑血管事件、心血管死亡甚至全因死亡及靶器官损害明显相关，还与心率变异性有关，尤其对合并脑卒中、心脏病、糖尿病、肾病的患者影响更大。控制清晨血压对脑卒中、冠心病预防及减少靶器官损害极为重要。

　　一般情况下，觉醒时的收缩压和舒张压比睡眠时增加 10%~20%。清晨血压升高的确切机制尚不清楚，主要与唤醒效应、年龄、高钠饮食、吸烟、饮酒、糖尿病、空腹血糖异常、代谢综合征和失眠、精神焦虑有关。对于高血压患者，多数与血压管理、降压药的选择有关。对于清晨高血压的患者，建议采用半衰期长的降压药（如氨氯地平、左旋氨氯地平、培哚普利、替米沙坦等），尽量避免使用半衰期短的降压药。

5 确诊高血压时应注意哪些问题？

由于血压有波动性，应至少3次在非同日且为静息状态下测得血压升高时（参见"722"血压测量法），方可诊断为高血压。每次血压值应以连续测量2次的平均值计，两次读数相差大于6 mmHg时应测量第3次，取平均值。须注意排除情绪激动、环境影响、体力活动、疼痛、发热、药物、膀胱充盈等引起的一过性的血压升高。被测者手臂过粗、周径大于35cm时，以及明显动脉粥样硬化者气袖法测得的血压可高于实际血压。

近年来"白大衣高血压"引起人们的注意，由于环境刺激使在诊所测得的血压值高于正常，一般情况下诊室血压较自测血压高5~10 mmHg，而实际并无高血压。"白大衣高血压"的发生率各家报道不一，在30%左右。有条件者尽量做24小时动态血压监测，此项检查能观察昼夜血压的变化，尤其除可对"白大衣高血压""隐蔽性高血压"做出诊断外，还可对高血压的类型作出判断。约80%的高血压患者动态血压曲线呈勺形，即血压昼高夜低，夜间血压比昼间血压低10%~20%。小部分患者血压昼夜均高，血压曲线呈非勺形变化。还有极少数昼低夜高，称为反勺形高血压，此种高血压类型可能对靶器官影响更大。在判断降压药物的作用与疗效时，动态血压可较随测血压提供更全面的信息，可明确全天的血压波动规律，因此在临床上已得到日益广泛的应用。对血压突然发生明显升高（尤其是青年人），高血压时伴有心悸、多汗、乏力或其他一些高血压不常见的症状、上下肢血压明显不一致、腹部和（或）腰部有血管杂音的患者，应考虑继发性高血压的可能性，需进一步检查以供鉴别。

测量血压应在安静情况下进行，一般取坐位，开始应同时测量双上肢及下肢血压，以后复查血压时应测血压较高的那侧上肢。应反复测量数次，直至血压测量值相对稳定为准。有时由于检查者精神紧张、情绪激动，或其他病症所致疼痛等，可能出现暂时性加压反应。血压升高应连续数日多次测量血压，如果血压波动难以确定诊断时，应采用24小时动态血压监测，方可诊断高血压。

6 确诊高血压时应与哪些疾病进行鉴别？

凡遇到高血压患者，应详细询问病史，进行全面系统的检查，以排除症状性高血压和假性高血压。

（1）肾脏疾病：肾脏疾病引起的高血压称为肾性高血压，是症状性高血压中最常见的一种，其中包括肾实质病变及肾动脉狭窄。

（2）内分泌疾病：①醛固酮增多症；②嗜铬细胞瘤；③皮质醇增多症等。

（3）妊娠毒血症。

（4）血管病变：主要见于各种原因所致的大血管炎和肾动脉狭窄等。

（5）颅脑疾病：颅内肿瘤、脑炎、颅脑创伤等引起颅内压增高者，均可出现高血压。

（6）假性高血压：如阵发性高血压及各种原因的疼痛、发热、头晕、头痛、失眠、情绪激动、紧张、焦虑症、抑郁症、颈椎病发作，以及药物等引起的暂时性血压升高。

7 常见的继发性高血压有哪些？

（1）肾实质性高血压。

（2）大动脉炎、主动脉狭窄。

（3）肾动脉狭窄。

（4）醛固酮增多症。

（5）嗜铬细胞瘤或副神经节瘤。

（6）库欣综合征即皮质醇增多症。

（7）其他少见的继发性高血压，所占比例均小于1%，主要包括甲状腺功能异常、甲状旁腺功能亢进症、肾素瘤等；

（8）药物性高血压，主要包括：①激素类药物，包括避孕药；②中枢神经类药物；③非类固醇类抗炎药物；④中草药类；⑤其他。一旦怀疑高血压与用药有关，应尽快停用相关药物。

8 哪些患者应排除继发性高血压？

继发性高血压的发病率一般为5%～10%，随着诊断技术的提高，继发性高血压的发病率会继续升高，对具有以下情况的高血压患者，应进行继发性高血压的排查。

（1）发病年龄小于30岁，且无高血压家族史。

（2）发病初期就表现为重度高血压，或心力衰竭，蛋白尿、血尿等。

（3）实验室检查结果异常，未服用或服用小剂量利尿剂即出现明显低血钾、蛋白尿、血肌酐升高等情况。

（4）伴有各种不合理的体征：特殊面容或体态，双上肢血压不对称，体检时可听到多处如胸、腹、四肢等处有血管杂音。

（5）坚持服药血压控制良好的情况下，血压突然难以控制，伴有各种不合理的临床症状，如血压波动大、发作性高血压、视物模糊、水肿、气促等。

（6）使用血管紧张素转换酶抑制剂或血管紧张素受体拮抗剂后出现肾功能恶化，血肌酐升高等。

（7）使用3种或以上降压药，其中包括1种利尿剂，血压仍难以控制的难治性高血压。

（8）随访过程中出现新的严重临床疾病、原有疾病加重，或患者服降压药后出现不能解释或难以处理的不良反应。

9 高血压的危险分层（诊断性评估）有哪些？

高血压患者的治疗决策不仅根据其血压水平，还要考虑以下几种情况：①有无其他危险因素；②有无靶器官损害或糖尿病；③有无并存的临床情况，如心、脑、肾脏病变，详见表4-2。并根据我国高血压人群的危险度分层标准进行危险度分层和确定治疗方案。

高血压的危险性分层评估包括3个方面：①确定血压值及其他心血管危险因素；②高血压的原因（明确有无继发性高血压）；③靶器官损害以及相关的临床情况。高血压的危险分层（即诊断性评估）是高血压治疗经济学评价的核心内容，是选择治疗方案和药物的重要依据。

表 4-2 影响高血压患者心血管预后的重要因素

心血管危险因素	靶器官损害	伴随临床疾病
·高血压（1~3级） ·年龄>55岁（男性）；>65岁（女性） ·吸烟 ·糖耐量（餐后2h血糖7.8~11.0 mmol/L）和（或）空腹血糖受损（空腹血糖6.1~6.9 mmol/L） ·血脂异常 总胆固醇≥5.7 mmol/L（220 mg/dL）或LDL-C＞3.3 mmol/L（130 mg/dL）或HDL-C＜1.0 mmol/L（40 mg/dL） ·早发心血管病家族史[一级亲属发病年龄<55岁（男性），<60岁（女性）] ·腹型肥胖[腰围≥90 cm（男性），≥85 cm（女性）]或肥胖（BMI≥28 kg/m²） ·血同型半胱氨酸升高（≥20 μmol/L）	·左心室肥厚 心电图：Sokolow-Lyon电压＞3.8 mV或Cornell乘积＞244 mV·ms；超声心动图LVMI≥125 g/m²（男性），≥120 g/m²（女性） ·颈动脉超声IMT≥0.9 mm或动脉粥样斑块 ·颈股动脉PWV≥12 m/s ·ABI<0.9 ·eGFR降低[eGFR<60 mL/（min·1.73 m²）]或血清肌酐轻度升高115~133 μmol/L（1.3~1.5 mg/dL，男性）107~124 μmol/L（1.2~1.4 mg/dL，女性） ·尿微量白蛋白30~300 mg/24h或白蛋白/肌酐≥30 mg/g	·脑血管病 脑出血，缺血性脑卒中，短暂性脑缺血发作 ·心脏疾病 心肌梗死史，心绞痛，冠状动脉血运重建史，慢性心力衰竭 ·肾脏疾病 糖尿病肾病，肾功能受损，肌酐≥133 μmol/L（1.5 mg/dL，男性），≥124 μmol/L（1.4 mg/dL，女性），尿蛋白≥300 mg/24h ·外周血管疾病 ·视网膜病变 出血或渗出，视乳头水肿 ·糖尿病 空腹血糖≥7.0 mmol/L（126 mg/dL），餐后2h血糖≥11.1 mmol/L（200 mg/dL），糖化血红蛋白≥6.8%

LDL-C：低密度脂蛋白胆固醇；HDL-C：高密度脂蛋白胆固醇；BMI：体重指数；LVMI：左心室质量指数；IMT：内膜中层厚度；PWV：脉搏波传导速度；ABI：踝臂指数；eGFR：估算的肾小球滤过率

10 怎么对高血压进行分级和危险分层?

以往高血压分级是根据未用降压药前曾经最高的一次血压，或新发患者的非同日3次血压中最高的一次为准来进行的，当收缩压与舒张压不一致时，以较高的为准。血压的即时性变化很大，影响因素很多，所以最高的那一次血压值准确性、可靠性也很差。我们经常遇到这类情况，患者的某一次血压达到了3级高血压的诊断标准，结果却不是高血压。尤其是24小时动态血压监测，即使是正常血压者，监测中也会看到几次血压较高，甚至达到3级高血压的情况。目前高血压的诊断分级标准还没有根据动态血压来进行分级，所以高血压的分级诊断只是一个参考标准，以后可能会对这个分级进行修改，至少应参考动态血压及多次家庭血压的参数来进行更合理的血压分级。根据患者的危险因素、并存的临床情况和病史进行危险分层的临床意义更大。高血压患者的危险分层见表4-3。

表4-3　高血压患者的危险分层

危险因素、病史	血压水平		
	1级	2级	3级
无危险因素	低危	中危	高危
1~2个危险因素	中危	高危	很高危
≥3个危险因素或靶器官损害，CKD3期，无糖尿病	高危	高危	很高危
临床并发症，CKD4期，或糖尿病	很高危	很高危	很高危

CKD：慢性肾脏病

11 高血压诊断和评估的依据是什么？

医生会根据患者的病史、家族史、体格检查及实验室检查，对高血压患者作出诊断和危险性评估。

（1）家族史和临床病史：重点了解高血压、糖尿病、血脂紊乱、冠心病、脑卒中、肾脏病、心律失常及心力衰竭的病史，以及可能存在的继发性高血压、危险因素、靶器官损害的症状和既往药物治疗。

（2）体格检查：正确测量双上肢血压（必要时测下肢血压）、体重指数（BMI）、腰围（WC）；检查眼底；观察有无库欣面容、神经纤维瘤性皮肤斑、甲状腺功能亢进性突眼征、下肢水肿；听诊颈动脉、胸主动脉、腰腹部动脉及股动脉有无血管性杂音；触诊甲状腺；全面的心、肺检查；检查腹部有无肾脏肿大、腹部肿块；检查四肢动脉搏动；检查神经系统等。

（3）实验室检查：常规检查有血生化（血钾、血钠、空腹血糖、血清总胆固醇、甘油三酯、高密度脂蛋白胆固醇、低密度脂蛋白胆固醇、尿酸和肌酐等）；血红蛋白和血细胞比容；尿液分析（尿比重、尿蛋白、尿糖和尿沉渣镜检），糖尿病和慢性肾病患者应每年至少查2~3次尿蛋白；心电图。

必要时需进一步检查的项目：24小时动态血压监测，超声心动图，颈动脉、肾动脉和股动脉超声，餐后血糖或糖耐量试验（当空腹血糖≥6.1 mmol/L 或 110 mg/dL 时检测），C反应蛋白（高敏感性），尿微量白蛋白（糖尿病患者必查项目），尿蛋白定量（纤维素试纸检查为阳性者检查此项目）和胸片。

可疑及继发性高血压者，根据需要分别进行以下检查：血浆肾素活性，血、尿醛固酮，血、尿儿茶酚胺，大动脉造影，肾、肾上腺和肾动脉超声，CT 或 MRI（磁共振成像），有条件的可进行肾静脉检查。

12 什么是运动性高血压？

运动导致血压升高是一种常见的现象，超过一定范围才叫运动性高血压。运动性高血压是指运动时和（或）运动后 3 分钟内血压出现异常增高。运动性高血压的诊断标准有多种，较常用的诊断标准是高强度运动时，收缩压>210 mmHg，舒张压>110 mmHg。运动性高血压的发生率在正常人群中为 19.0%~34.0%，无明显的性别差异，在高血压、糖尿病等慢性疾病患者中发生率更高，可高达 22%~50%，这是一个值得重视的临床征象。

运动性高血压的发病机制复杂：交感神经系统过度亢进；肾素-血管紧张素-醛固酮系统过度激活；动脉结构和功能异常，动脉壁增厚和僵硬度增加，使动脉壁阻力增高和舒张功能降低，血管内皮功能受损，心脏结构和功能异常。其他发病原因包括过度紧张、情绪不稳定、吸烟、饮酒、肥胖，另外也与家族遗传因素等有关。

运动性高血压的检测，一般采用心电图踏车运动试验和心肺运动试验。粗略简单的方法是动态血压监测，即根据个体体力情况，在预计下一次测压前 15~20 分钟开始运动，至运动到最大强度或极量时正好进行血压测量。也可以采用穿戴式血压测量仪，测量最大强度运动时的血压。当收缩压>200 mmHg 和（或）舒张压>100 mmHg 时，高度怀疑运动性高血压，应该进行正规的心电图踏车运动试验或心肺运动试验来确诊。

运动性高血压是新发高血压的重要预测指标，也是隐匿性高血压的辅助检查指标。在对运动性高血压患者进行 5 年的随访期间，15%~35% 的患者可发展成为高血压。运动性高血压是心血管事件和心血管死亡率增加的重要危险因素。在对运动性高血压患者进行 13 年的长期随访中发现，心脏性猝死的发生率增加了 1.5 倍，脑血管事件的发生率增高 2~5 倍。因此，需要重视运动性高血压的预防、发现和治疗。

运动性高血压的处理策略：首先，按高血压非药物干预策略进行生活方式的改善，如低盐、戒烟、限酒、控制体重、适度的规律性有氧运动，避免过度的超负荷运动，否则会导致严重的机体损害；其次，通过非药物干预血压不能改善的运动性高血压患者，可采用药物干预，一般认为对运动性高血压患者主要选择血管紧张素转换酶抑制剂（ACEI）、血管紧张素Ⅱ受体拮抗剂（ARB）和 β 受体阻滞剂，因为这类药物可以缓解运动时交感神经系统的过度亢进和肾素-血管紧张素-醛固酮系统的过度激活。

第五章

高血压的循证治疗及经济学评价

董广卫 傅 宴 曾广民

循证医学就是遵循证据进行一切医疗卫生实践和决策的科学。

高血压是慢性疾病,无法通过患者的自我感觉显示病情轻重。药物治疗的效果及安全性难以从少数和短期的临床观察中作出判断,也不能简单地以血压下降的幅度和速度,以及患者的自我感觉来评估。需要大数据、长时间的临床研究即前瞻性、多中心、随机双盲以及汇总分析的结果来判断,同时做出经济学评价,并结合我国高血压流行病学特点,为高血压患者提供最优的治疗方案。

本章也对全新机制的降压药阿普昔腾坦的相关临床试验做了介绍。

1 什么是循证医学？对高血压治疗进行经济学评价有什么意义？

循证医学（EBM）就是遵循证据进行一切医疗卫生实践和决策的科学，是一场将知识转化为医疗卫生服务质量和效率的革命。循证医学的创始人之一 David Sackett 教授将循证医学定义为"慎重、准确和明智地应用现有的最佳研究依据，同时结合临床医生的个人专业技能和多年临床经验，考虑患者的权利、价值和期望，将三者完美地结合以制定出治疗措施"。循证医学的核心思想是，在临床医疗实践中，对患者的医疗决策都应尽量以客观的科学研究结果为证据。

高血压治疗的效果，难以从少数的临床观察中作出判断，也不能简单地以血压下降的幅度和速度得出结论。例如硝苯地平片（心痛定），降压起效快、降压幅度和速度都好，又经济，似乎是最好的降压药。其实不然，它的使用受到许多限制，如脑卒中急性期、急性冠脉综合征和心力衰竭等禁用心痛定，尤其是舌下含服可能会引发心肌梗死、心力衰竭和脑缺血。只有循证医学才能提供最佳的证据，例如 α 受体阻滞剂似乎是个很好的降压药，但抗高血压和降脂治疗预防心脏事件试验（ALLHAT）显示其安全性和临床效果均较差，因此该试验被提前终止。血管紧张素Ⅱ受体拮抗剂（ARB）从药理上说似乎是目前最理想的降压药，但越来越多的临床试验证明其效果不如血管紧张素转换酶抑制剂（ACEI），尽管其对肾脏的保护、降低蛋白尿似乎也是最好的，但最终也未能降低终末期肾病的发生率和死亡率。所以，只有循证医学提供的最佳研究成果，才是制订各种降压治疗方案的最有力证据，也是制订各种高血压指南的重要依据。

循证医学还对不同来源的资料进行分级，最具说服力的证据定义为循证一级，如主要来自大样本、多中心的随机对照试验（RCT）、系统性评价和荟萃分析；二级为单个大样本的 RCT；三级为设有对照组但未按随机方法分组的临床研究；四级为无对照组的系列病例分析；五级为病例分析报告、专家意见、描述性研究。

当然，循证医学与其他任何理论体系一样，本身还存在一定不足，例如有些厂商利用 EBM 为一些漏洞百出的研究提供证据支持，从而拓宽药品的适应证。过度诊疗之风愈演愈烈，EBM 在其中也起了不小的助推作用。

2 什么是多中心、随机临床试验？

多中心临床试验一般是有 3 个以上医疗单位参加的临床试验，大型的多中心研究往往有数十至数百个医疗单位参加，只有多中心才能有大样本，试验的结果具有更强的说服力和更广泛的实用性。临床试验是以患者个体这一基本单位为研究对象的试验。在药物的Ⅲ～Ⅳ期临床试验效果评价中，研究者通常将研究对象随机分为试验组和对照组，或几种活性药物的对照，给予试验组某种干预措施（新药或新疗法），给予对照组安慰剂、现有的或传统的治疗方法进行对照比较。然后通过一系列临床、实验室或物理检查指标，随访观察并比较两组相应的疾病或健康状态差异，从而评价干预措施的效果。临床试验常用于评价某种药物或治疗方法的效果。RCT 是临床试验中应用广泛性、科学性最强的一种。将对象随机分为试验组和对照组，或多个比较组，分别接受试验措施和对照措施。但是，在实际的工作中完全随机往往难以实现。

随机化分组，临床试验分组的原则是保证试验组和对照组的临床情况大致相同，如年龄、性别、合并的临床疾病和危险因素等，具有良好的可比性。所谓两组具有可比性主要包括两方面：其一，两组研究对象的基本特征可比；其二，两组研究对象对某药物或治疗方法的敏感性相同或相近。

3 循证医学与药物治疗经济学有什么关系？

运用成本-效果分析的方法，以特定的临床治疗目的（减少各种心血管事件如脑卒中、心肌梗死、其他心血管病等的发生，对死亡率和发病率的影响等）为衡量指标，计算不同方案或疗法的每单位治疗效果所用的成本。在随机对照临床试验的结果中，当疗效相同或相近时，每单位疗效花费成本最少的就是最佳的治疗方案。在临床医疗中，效益/成本比的大小不是决定最佳方案的主要方法，因为效益是关键，当两个方案的效益/成本比相等时，应选择净效益高的方案，而不是将两个方案等同。当 A 方案效益/成本比大于 B 方案，但 B 方案的效益即临床效果明显大于 A 方案时，也同样首选 B 方案，只有成本超过患者的经济承受能力时才选择 A 方案。

4 中国高血压的流行病学特点与高血压的循证治疗有什么关系？

高血压的患病率和发病率在不同地区、不同人群和不同职业之间存在差异，并随年龄的增加而升高。我国自 20 世纪 50 年代以来进行了几次大规模（1959 年、1979 年、1991 年、2002 年、2015 年）

成人高血压流行病学普查，高血压患病率分别为5.11%、7.73%、11.88%、18.8%、27.5%。总体呈明显上升趋势，患病人数以每年300万左右的速度递增，至2010年我国部分城市成人高血压患病率高达33.5%，估计全国患病人数已达3.3亿，远超过2002年患病人数（1.6亿）。与2002年相比，患病率上升78%，患病人数增加1.7亿。据估计，目前我国脑卒中患者约有1300万人，尽管近年来冠心病发病呈快速增长趋势，但我国高血压患者最主要的心血管事件仍是脑卒中，而不是心肌梗死，这与西方国家不同。研究显示，中国男性脑卒中发病率是英国人和威尔士人的4倍，是美国人的5倍。相反，中国男性冠心病发病率却明显低于英国和美国的。大型临床试验高龄老年高血压研究（HYVET）显示，中国高血压患者降压治疗的主要获益来自脑卒中的降低。2016年全球疾病负担（GBD）数据显示，脑卒中是造成我国寿命年损失（YLL）的第一位病因。《2018中国卫生健康统计提要》数据显示，2017年脑血管病占我国居民疾病死亡比例在农村人群为23.18%、城市人群为20.52%，这意味着每5个死亡者中就至少有1个死于脑卒中。2016年我国缺血性脑卒中患病率为1762.77/10万，出血性脑卒中患病率为406.16/10万。根据"脑卒中高危人群筛查和干预项目"的数据，40岁及以上人群的脑卒中标化患病率由2012年的1.89%上升至2016年的2.19%，由此推算我国40岁及以上人群脑卒中现患人数达1.242万。我国缺血性心脏病患病率1998年、2013年依次为2.0‰、10.2‰，15年间增加了5倍。高血压是脑卒中和缺血性心脏病的最主要元凶。我国医疗经费仍然困难，多数人承担不了过重的医疗费用，而高血压这种慢性疾病需要长期治疗，提高人群治疗率是有效控制高血压的重要措施。由于抗高血压药物种类繁多，价格悬殊，而疗效、安全性是否与价格成正比？不良反应又是否与价格成反比？作者鉴于此问题，认真阅读和综合分析了各个活性药物对照、大规模、随机临床试验的结果，并进行经济学评价。书中探讨各类抗高血压药物的特点、高血压治疗的效果、安全性与药物费用的关系，结合我国高血压的特点，建议患者选择最佳的治疗方案，而不是最贵的药物，为我国高血压的防治提供科学依据。

5 中国四大抗高血压临床试验汇总分析的意义是什么？

汇总我国已完成的4个随访2年以上的抗高血压临床试验：中国脑血管病后抗高血压治疗研究（PATS）、中国老年单纯收缩期高血压临床试验（Syst-China）、上海老年高血压硝苯地平治疗研究（STONE）、成都硝苯地平干预试验（CNIT）。入选对象均为轻度高血压（舒张压为90~105 mmHg），患者总数为10 457例；平均随访3.7年（随访时间为2.5~5.2年）；平均收缩压下降9 mmHg，平均舒张压下降4 mmHg。结果：降压治疗可明显减少36%脑卒中事件的发生［95%置信区间（25%，46%）］，致死性脑卒中（209例）和非致死性脑卒中（304例）；心血管死亡和总死亡分别减少22%和20%（$p<0.05$），总的心血管事件减少33%（$p<0.001$）；冠心病事件下降不明显，这是由于我国冠心病发病明显低于西方发达国家，而且其中3项试验都使用短效钙通道阻滞剂也有一点影响。

本研究结果说明，降压治疗可显著减少心血管死亡和全因死亡。由于在中国脑卒中的发病率是冠心病发病率的5~7倍，因此若脑卒中发病率降低50%，即使冠心病事件减少不多，也将会对减少心血管死亡及总死亡产生显著的影响。心血管死亡和全因死亡减少的多少不仅取决于脑卒中减少的比例，还取决于脑卒中死亡率的高低。

轻中度高血压占高血压总数的 80% 左右，从公共卫生学角度，积极防治轻、中度高血压是十分重要的，因为它可造成与高血压有关的严重的非致死性心血管事件。我们分析后认为，通过廉价利尿剂或短效钙通道阻滞剂治疗，收缩压降低 9 mmHg，舒张压降低 4 mmHg，脑卒中减少约 36%。

6 什么是阿普昔腾坦临床试验？

阿普昔腾坦临床试验（PRECISION）是 40 多年来的最新降压药临床试验。2024 年 3 月，美国食品药品监督管理局在近 40 年来首次批准的一款全新作用机制的降压药——阿普昔腾坦（aprocitentan）上市，它主要是通过同时阻滞内皮素受体的两种亚型而降低血压。阿普昔腾坦试验证实，在难治性高血压患者（已使用 3 种以上传统降压药）中，加用阿普昔腾坦的耐受性良好，在治疗第 4 周时，降压效果优于安慰剂，并在第 40 周时持续有效。

阿普昔腾坦是全新的一类降压药，其能有效降低血压并能降低致死性和非致死性心血管事件，主要包括脑卒中和心肌梗死。阿普昔腾坦为口服片剂，每片 12.5 mg，推荐剂量为每日 1 次，可与食物同服。阿普昔腾坦主要通过阻断内皮素的缩血管作用而降低升高的血压，此外还有其他两种降压机制：①降低交感神经活性；②减少醛固酮释放。因此，阿普昔腾坦实际上通过三重机制降低血压：扩血管、抑制交感神经活性和醛固酮活性。

阿普昔腾坦尤其适用于合并慢性肾病、糖尿病、脑卒中或其他心血管疾病的患者，与其他降压药相比，其优势体现在慢性肾病患者中，使用阿普昔腾坦治疗可使尿白蛋白-肌酐比值降低约 50%，估算肾小球滤过率小幅稳定下降。血液中 N 末端 B 型利钠肽前体水平适度稳定上升，同时不会引起血钾水平的任何增加，而这是目前治疗难治性高血压的首选药物螺内酯不能克服的问题。但该药禁用于妊娠期女性，有计划妊娠或在备孕的高血压患者应避免使用，或提前 1~2 个月停用该药，而改用其他更安全的降压药。

7 替米沙坦临床研究的意义是什么？

2008 年 3 月公布的替米沙坦临床研究（ONTARGET），是一项大规模、多国、多中心、随机、双盲、平行、对照试验，共有 40 个国家的 733 个中心参加，纳入了 31 546 例，年龄大于 55 岁、有冠心病或糖尿病合并其他危险因素、无心力衰竭证据的患者。分别随机给予雷米普利（10 mg/d）、替米沙坦（80 mg/d）或二者联用，平均随访 56 个月，比较 3 种治疗方案的疗效和安全性。同时，对于初始入组时不能耐受 ACEI 的患者，进入亚研究 TRANSCEND，随机给予替米沙坦（80 mg/d）和安慰剂对照，比较不能耐受 ACEI 的患者是否从替米沙坦 80 mg/d 的治疗中获益以及耐受性问题。中国共有 33 家医院 1600 多名受试者参加了 ONTARGET 研究，这也是历年来中国参加的入组患者数最多的心血管领域的国际多中心临床研究。

ONTARGET 研究是迄今为止全球规模最大、历时最长的一项心血管系统保护研究。研究入选的患者为最为广泛的伴有冠心病、脑卒中、短暂性脑缺血发作、合并靶器官损伤的糖尿病病史的高危心血管疾病患者。研究结果证实，对于广泛的心血管高危患者，血管紧张素 II 受体拮抗剂替米沙坦与当时的金标准药物雷米普利（ACEI 类药物）在降低心血管死亡、心肌梗死、脑卒中和充血性心力衰竭方面作用相当，并且耐受性更好。所以，ONTARGET 研究证明替米沙坦为目前唯一经大型临床研究证实对心血管高危人群具有心血管保护益处的血管紧张素 II 受体拮抗剂。此外，ONTARGET 同时研究了替米沙坦联合雷米普利治疗的价值，目前公布的结果提示对于这一总体人群而言，联合使用替米沙坦和雷米普利并无额外的保护作用，同时临床不良事件即不良反应却有所增加。故根据这一研究，一般不建议将 ACEI 与 ARB 联用。另外，亚组研究 TRANSCEND 认为对 ACEI 不耐受的患者，同样也可以在替米沙坦治疗中获益。

研究显示，替米沙坦在 ARB 同类产品中半衰期最长，可达 30 个小时，首剂 3 小时内降压效应逐渐明显，服药 4 周可获得最大降压效果，并可在长期治疗中维持。

8 什么是沙库巴曲缬沙坦强效降压网状荟萃分析？

中国高血压分会主委孙宁玲等为了比较沙库巴曲缬沙坦［血管紧张素受体脑啡肽酶抑制剂（ARNI）］与其他临床常见的血管紧张素受体拮抗剂在原发性高血压患者中的降压效果，进行了网状荟萃分析。研究共纳入比较沙库巴曲缬沙坦，或其他血管紧张素受体拮抗剂，或安慰剂治疗原发性高血压的随机对照试验 39 项。主要观察治疗 8 周后诊室血压的变化及血压达标率。结果显示与安慰剂相比，沙库巴曲缬沙坦治疗 8 周后，诊室血压有所降低、血压达标率更高，尤其是降低收缩压效果显著；与多种 ARB 相比，沙库巴曲缬沙坦的降压效果最佳。还有其他类似研究也认为，沙库巴曲缬沙坦降低收缩压和 24 小时平均舒张压的作用显著优于单独使用其他的血管紧张素受体拮抗剂，且降压强度与剂量有关。结论：对于原发性高血压患者,沙库巴曲缬沙坦降压效果优于其他临床常见的血管紧张素受体拮抗剂。沙库巴曲缬沙坦的安全性良好,严重不良事件发生率低,也未发现增加痴呆的风险。

沙库巴曲缬沙坦不同于其他的复方制剂,它是由沙库巴曲和缬沙坦以1∶1比例结合构成的共晶结构,具有抗交感神经、利钠、利尿、扩血管的多重效应,同时还具有缬沙坦抑制肾素-血管紧张素-醛固酮系统活性的作用。所以,与一般降压药相比,其具有强效降压和心、肾保护作用,以及起效快、24小时平稳降压的特点。沙库巴曲缬沙坦更适用于高血压合并心力衰竭、左心室肥厚、慢性肾脏病的患者,也适用于盐敏感性高血压、老年高血压患者,同时还是心力衰竭的基本用药。重度肝肾功能损害者不推荐应用本品,不建议与血管紧张素受体拮抗剂合用,更不能与血管紧张素转换酶抑制剂合用,如要替换必须间隔36小时。

遗憾的是,目前还缺乏沙库巴曲缬沙坦降低心脑血管病事件及死亡的直接证据。

9 什么是STOP-2试验?

第2次瑞典老年高血压试验(STOP-2试验)是一项随机、多中心、大样本(入选6614例)的高血压临床试验,随访5年,其目的是对比新、旧8种降压药对降低老年(70~84岁)高血压患者[收缩压≥180 mmHg和(或)舒张压≥105 mmHg]各种心脑血管病(脑卒中、心肌梗死及其他心血管病)死亡率和发病率的影响。具体分为:传统降压药(氢氯噻嗪25 mg/d+咪吡嗪2.5 mg/d、阿替洛尔50 mg/d、美托洛尔100 mg/d、吲哚洛尔5 mg/d)和较新的降压药血管紧张素转换酶抑制剂（依那普利 10 mg/d、赖诺普利 10 mg/d）、长效钙通道阻滞剂（非洛地平 2.5 mg/d、伊拉地平 25 mg/d）。

STOP-2 试验结果归纳如下。①各组间降压效果无差异（最大脉压相差为 0.7 mmHg），但 46% 的患者需要 2 种以上药物联合应用。②观察主要指标（致死性脑卒中、心肌梗死及其他致死性心血管病）的发生率各组无差异（19.8/1000 人年）；关于所有致死和非致死性事件，传统降压药组（460/2213）略高于新的降压药组（887/4401），但无显著性差异。值得注意的是，入选传统降压药组的患者，其原有的脑卒中、心肌梗死、心房颤动和糖尿病明显多于新降压药组。应用钙通道阻滞剂出现踝部水肿的为 25%，应用血管紧张素转换酶抑制剂出现咳嗽的有 30%。其他不良反应各组间无明显差别。对心力衰竭的患者，血管紧张素转换酶抑制剂优于钙通道阻滞剂；预防脑卒中钙通道阻滞剂效果最好。③每日药费：氢氯噻嗪+咪吡嗪 0.1 元，阿替洛尔 0.1 元，美托洛尔 1.4 元，依那普利 4.95 元，赖诺普利 4.8 元，非洛地平 4.5 元，伊拉地平 2~3 元。

STOP-2 试验结论：新、旧和贵、廉降压药物对预防心血管死亡和主要心血管病事件的效果相似，统计学无显著性差异，血压下降本身是预防心血管事件最重要的获益来源。直接药费成本：利尿剂最低，其他由低到高依次为 β 受体阻滞剂、钙通道阻滞剂、血管紧张素转换酶抑制剂。新、旧药物价格有非常显著的差异，最大相差近 50 倍。

10 STOP-2 试验对高血压治疗的经济学评价如何？

该试验入选的 8 种新、旧抗高血压药，价格悬殊，效果类似，结果对高血压治疗的经济学评价具有重要意义，主要表现为如下几个方面。

（1）高血压治疗的关键在于降低血压，受益主要来自血压降低的幅度，这与其他研究的结果一致。由于各组间降压效果无差异，所以主要终点事件（致死性脑卒中、心肌梗死及其他致死性心血管病）的发生率各组间也无差异。

（2）同等降压时不同种类的药物减少总的心血管事件效果相同，但不同种类的药物对不同临床情况的患者，减少不同种类事件的效果有差别，但均与价格无关。如对减少心脏事件的效果，血管紧张素转换酶抑制剂>传统降压药（廉价的利尿剂和β受体阻滞剂）>钙通道阻滞剂；减少脑卒中的效果，钙通道阻滞剂>血管紧张素转换酶抑制剂>传统降压药。

（3）该试验传统降压药（氢氯噻嗪 25 mg/d+咪吡嗪 2.5 mg/d、阿替洛尔 50 mg/d、美托洛尔 100 mg/d、吲哚洛尔 5 mg/d）包括利尿剂和β受体阻滞剂，未能将二者优缺点显示出来，甚至相互抵消。如对脑卒中的效果，利尿剂仅次于钙通道阻滞剂，而β受体阻滞剂的效果最差，预防心脏事件的效果β受体阻滞剂可能是最好的。

（4）传统降压药价格非常低廉，与新的降压药相比差异悬殊，不良反应的发生与价格无关。

11 什么是 ALLHAT 试验？

ALLHAT 试验是迄今规模最大的高血压临床试验，有 623 个医疗中心参加，主要在社区医疗机构实施，对照研究了新、旧 4 种价格悬殊的抗高血压药。尽管试验设计不十分完美，结果复杂，但对高血压治疗的价-效医学分析具有重要价值，尤其是对高血压人群的防治策略有重大的指导意义。

ALLHAT 试验为随机双盲、多中心、大样本（入选 42 418 例，其中包括 47% 的女性和 36% 的糖尿病患者）的高血压临床试验，平均随访 4.9 年。目的是对比新、旧 4 种降压药对老年（平均年龄 67 岁）并至少有一个其他心血管危险因素的高血压患者，减少心肌梗死的效果。随机分为 4 个药物组：①氯噻酮（12.5~25 mg/d）；②氨氯地平（2.5~10 mg/d）；③赖诺普利（10~40 mg/d）；④多沙唑嗪控释片（1~8 mg/d）。必要时增加其他降压药物，使目标血压降至 <140/90 mmHg。观察的主要指标是冠心病死亡和非致死性心肌梗死的发生率，次要指标是总死亡率、致死和非致死性脑卒中、冠心病总和，以及心血管病总和。

试验结果如下。①多沙唑嗪组由于心血管事件（主要是心力衰竭）多于参比药物氯噻酮而于 2000 年提前终止（该药已停止生产）。②主要终点冠心病死亡和非致死性心肌梗死的发生率总和在平均 4.9 年的随访中各组间无显著性差异（氯噻酮组 11.5% vs. 氨氯地平组 11.3% vs. 赖诺普利组 11.4%），且不论性别、人种，以及是否合并糖尿病，均是如此。③价格低廉的氯噻酮在预防冠心病和非致死性心肌梗死方面与氨氯地平和赖诺普利至少同样有效。④4 个重要的次要终点（总死亡率、致死和非致死性脑卒中、冠心病总和、心血管病总和）在氯噻酮和氨氯地平组之间无显著性差异；脑卒中和心血管病总和的发生率氯噻酮组显著低于赖诺普利组；氯噻酮组在预防脑卒中方面略低于氨氯地平组但优于赖诺普利组；心力衰竭的发生率在氯噻酮组低于氨氯地平和赖诺普利组（发生率分别为氯噻酮组 7.7%、氨氯地平组 10.2% 和赖诺普利组 8.7%；与氯噻酮组相比，p 均 <0.001）。⑤高血压治疗的关键在于控制血压达满意水平。⑥将血压降至 <140/90 mmHg，63% 的患者需要联合 2 种或 2 种以上的抗高血压药物。⑦氯噻酮组患者的血压较赖诺普利组低 2~4 mmHg；

⑧有症状的不良反应，氯噻酮组282例，占15.0%；氨氯地平组180例，占16.4%；赖诺普利组264例，占18.1%。氯噻酮组的低血钾、胆固醇和空腹血糖升高的发生率高于另外2组，但并没有增加主要终点和次要终点的发生率。⑨每日药费：氯噻酮0.01～0.02元、赖诺普利4.4～17.6元、氨氯地平3.08～12.3元、多沙唑嗪控释片2.5～10元（多沙唑嗪于2000年已停用下市，每日药费高于氨氯地平）。氯噻酮组与赖诺普利组和氨氯地平组相比，p均<0.001。

ALLHAT试验结论：新、旧降压药物对预防心血管死亡和主要心血管病事件的效果相似，除脑卒中和心力衰竭有显著性差异外（但与价格无关），其他均无统计学显著性差异；降低血压是预防心血管事件最重要的措施；直接药费成本利尿剂最低，其次为氨氯地平，赖诺普利最贵。新、旧降压药直接药费成本相比在统计学上有非常显著的差异，最大相差数百倍。

12 ALLHAT试验有什么重要的经济学价值？

如上所述，ALLHAT试验入选的新、旧抗高血压药共4种，价格悬殊，效果类似，结果对高血压治疗的价-效医学研究具有重要价值，这在国际上引起了强烈反响和广泛讨论。然而，未设β受体阻滞剂组是该试验设计的不足之处。ALLHAT试验的经济学价值归纳为以下几个方面。

（1）由于该试验中赖诺普利组的血压控制不如其他组，既提示ACEI的降压效果不如利尿剂和钙通道阻滞剂，也对心脏预后事件预防试验（HOPE试验）中（福辛普利）提出的可能存在降压作用以外的有益作用提出了质疑，同时也给结果的分析带来了一些不确定因素，使赖诺普利在减少冠心病、其他心血管病和心力衰竭方面不如氯噻酮和氨氯地平；在大规模的临床试验中，即使是2～4 mmHg的血压差别对心脑血管事件，尤其是脑卒中也可能带来显著性差异；也提示 ACEI 与 β 受体阻滞剂可能是不恰当的配伍，而与利尿剂和钙通道阻滞剂的配伍更为合理。

（2）由于高血压患者的受益主要来自血压的降低，故高血压治疗的关键在于降低血压，这与 STOP-2、高血压最佳治疗（HOT）、英国前瞻性糖尿病研究（UKPDS）及汇总分析的结果一致。

（3）同等降压时不同种类的药物减少总的心血管事件的效果相同，不同种类的药物对不同临床情况的患者，减少不同种类事件的效果有差别，但均与价格无关。一般认为，预防心力衰竭的效果，β 受体阻滞剂>ACEI>利尿剂>钙通道阻滞剂，但该试验中氯噻酮优于氨氯地平和赖诺普利，这是值得争议的；减少脑卒中的效果，钙通道阻滞剂>利尿剂>ACEI。所以选择药物时应重视患者的临床情况，而不应该是药物的价格。

（4）传统降压药价格非常低廉，新的降压药价格与之差数倍至数百倍。该试验中有症状的不良反应，氯噻酮组 282 例，占 15.0%；氨氯地平组 180 例，占 16.4%；赖诺普利组 264 例，占 18.1%。无症状的副作用（低血钾、胆固醇和空腹血糖升高）氯噻酮组多于氨氯地平组和赖诺普利组，但并没有增加主要终点和次要终点事件的发生率。所以副作用的发生也与价格无关。

临床医生应从 ALLHAT 试验的结果中得到启发，千万不能用一般的物价观念误导患者，误认为高价药就效果好、不良反应少。一定要结合患者的临床情况、经济承受能力、个人愿望合理用药。降压达标是提高治疗率的关键。不管是经济发达的国家还是经济不发达的国家，无论是从医学还是经济学方面，廉价而又能有效平稳控制血压的药物均可作为首选药物。廉价的降压药似乎更适合中国的高血压人群，尤其是中低危人群和新发现的高血压患者，其具有更好的效价比。这也与我国大样本随机临床试验的结果相符。

13 INSIGHT 试验及其经济学评价如何？

拜新同抗高血压干预试验（INSIGHT 试验）是比较长效钙通道阻滞剂（拜新同）和复方利尿剂（氢氯噻嗪+咪吡嗪）治疗伴有心血管疾病高危因素的高血压患者时，对心脑血管病发病率和死亡率影响的差异。此试验为多中心、前瞻性、随机双盲临床试验，入选6327 例患者，平均随访 4 年。INSIGHT 试验发现两组间血压下降无差异（由 173±14/99±8 mmHg 下降至 138±12/82±7 mmHg），同等降压时两组总死亡率（4.8% vs. 4.8%）、主要终点事件发生率（6.3% vs. 5.8%）拜新同组大于利尿剂组，所有终点事件发生率（12.1% vs. 12.5%）、脑卒中的发生率拜新同组低于利尿剂组（2.1% vs. 2.3%）。不同种类的药物减少总的心血管事件效果无明显差异，但不同种类的药物，减少不同类型事件的效果有差别，这与价格无关；如减少心脏事件的效果，利尿剂>钙通道阻滞剂；减少脑卒中的效果，钙通道阻滞剂>利尿剂。

如上所述，INSIGHT 试验两组间血压下降无差异，同等降压时两组减少总的心血管事件效果无明显差异，但不同种类的药物，减少不同种类事件的效果有差异，而因不良反应退出试验者拜新同组却多于复方利尿剂组。该临床试验只是证明了拜新同安全有效，未能证明其优于利尿剂，但两组每日药费（拜新同每片 5.18 元却多于复方利尿剂每片 0.1 元左右）相差较大，不良反应也并没有因价格增加而减少。

14 Cappp 试验及其经济学评价如何？

卡托普利预防试验（Cappp 试验）比较卡托普利与传统药物

（利尿剂或 β 受体阻滞剂）治疗舒张压 ≥ 100 mmHg、年龄 25~66 岁的高血压患者时，对心血管疾病患病率和死亡率影响的差异。此试验为多中心、前瞻性、随机、开放性临床试验，共入选患者 10 985 例，随访 6.1 年。试验结果主要终点事件，卡托普利组与传统药物组（利尿剂或 β 受体阻滞剂）分别为 363 例 vs. 335 例，前者明显多于后者；心血管死亡，卡托普利组与传统药物组（利尿剂或 β 受体阻滞剂）分别为 76 例 vs. 95 例，后者明显多于前者；致死和非致死性心肌梗死，卡托普利组与传统药物组（利尿剂或 β 受体阻滞剂）分别为 162 例 vs. 161 例，二者无差别；所有致死和非致死性危险（189 例 vs. 148 例），前者明显多于后者。

该试验总的心血管事件也相似，但糖尿病的发生率卡托普利组较利尿剂或 β 受体阻滞剂组低。该试验中利尿剂或 β 受体阻滞剂为一个治疗组，未能显示卡托普利、利尿剂和 β 受体阻滞剂三者的特点。其他试验显示，对脑卒中，利尿剂优于卡托普利和 β 受体阻滞剂；对心脏事件，β 受体阻滞剂优于卡托普利和利尿剂。该试验未能证明卡托普利优于传统降压药，但是两组每日药费相差数十倍，所以不管是"纯"效益还是效益/成本比，传统降压药物（利尿剂或 β 受体阻滞剂）均明显优于卡托普利。该试验未能显示血管紧张素转换酶抑制剂存在降压以外的心血管保护作用，或者有其他更多的优势，故卡托普利在预防高血压患者心血管病发病率和死亡率方面并未显示出更大的益处。

15 NORDIL 试验及其经济学评价如何？

北欧地尔硫䓬研究（NORDIL 试验）于 1992 年设计，当时世界上多种高血压治疗指南均推荐利尿剂/β 受体阻滞剂为高血压治疗的一线药物。钙通道阻滞剂,尤其是非二氢吡啶类钙通道阻滞剂地尔硫䓬,作为一种新的抗高血压药物有待于进行大规模试验来评价其疗效。故 NORDIL 试验为一项首次通过已经肯定的常规抗高血压疗法(利尿剂/β 受体阻滞剂)对照的随机、前瞻性大规模临床试验。NORDIL 试验的目的在于通过与能显著降低高血压患者脑卒中、冠心病及心血管死亡率的,以利尿剂/β 受体阻滞剂为基础的常规疗法相比较,评价以地尔硫䓬为基础的治疗对轻、中度高血压患者的心血管死亡及发病率的预防作用。NORDIL 试验共入选 10 880 例患者,随访 5 年。试验结果:两组降压效果大致相同(地尔硫䓬组的收缩压较利尿剂或 β 受体阻滞剂组高 3 mmHg),两组药物减少总的心血管事件效果无明显差别,但减少脑卒中和新生糖尿病方面地尔硫䓬明显优于传统降压药(利尿剂和 β 受体阻滞剂),而心脏事件中传统降压药(利尿剂和 β 受体阻滞剂)优于地尔硫䓬。

NORDIL 试验中两组降压效果相差 3 mmHg,而两组药物减少总的心血管事件效果无明显差异。推测如果两组血压下降幅度相同,减少总的心血管事件效果地尔硫䓬可能优于传统降压药(利尿剂和 β 受体阻滞剂)。不同种类的药物减少不同种类事件的效果有差别,但与价格无关。如对减少心脏事件的效果,利尿剂或 β 受体阻滞剂>钙通道阻滞剂(心房颤动除外);减少脑卒中的效果,钙通道阻滞剂(地尔硫䓬)>利尿剂或 β 受体阻滞剂(差异达 20%,$p=0.04$)。因此,该药特别适用于以脑卒中为主要结局的中国高血压人群,两组每日药费相差数十倍。

NORDIL 试验结果显示,以地尔硫䓬为基础治疗轻、中度高血压时,比应用利尿剂或 β 受体阻滞剂为基础的常规疗法时,所有脑卒中发生率显著减少 20%。这对于中国、日本等脑卒中高发国家的高血压治疗具有更为重要的临床意义,其可以使更多的高血压患者获益、预后改善，减少、减轻致残，以及明显改善生活质量。以前的大规模临床试验已证实，利尿剂或β受体阻滞剂为基础的常规抗高血压疗法可明显减少心脑血管病死亡和发病事件。NORDIL试验证明地尔硫䓬不但疗效与此相同，而且副作用也较少、较轻。这对于地尔硫䓬广泛用于包括糖尿病、心绞痛等心脑血管病高危因素患者的抗高血压防治具有新的指导意义。

16 什么是ANBP2试验？

第2次澳大利亚国家血压研究（ANBP2试验）是观察ACEI（依那普利）和利尿剂（氢氯噻嗪），减少所有心血管事件（CV）和所有原因死亡的效果的临床试验。纳入来自澳大利亚2681个全科诊所共6083例65~84岁的患者，诊断标准为新近高血压（收缩压>160 mmHg或舒张压>90 mmHg）或以前接受过抗高血压治疗，近6个月没有发生心血管事件的患者。研究设计是将患者随机分入ACEI组或利尿剂组。ACEI组：1级，仅用ACEI（依那普利）；2级，加用β受体阻滞剂或钙通道阻滞剂或α肾上腺素能受体拮抗剂；3级，加用2级中未使用过的两种药物中的一种或氢氯噻嗪；4级，加用在2级或3级中未使用过的药物。氢氯噻嗪组：1级，仅用氢氯噻嗪；2级，加用β受体阻滞剂或钙通道阻滞剂或α肾上腺素能受体拮抗剂；3级和4级，同ACEI组。两组加用钙通道阻滞剂为23%~25%，加用β受体阻滞剂为11%~13%，以达到目标血压<140/90 mmHg；两组糖尿病患者分别占8%和7%；两组临床基本情况大致相同，平均随访4.1年。

试验结果表明，大多数患者接受联合治疗5年时，两组血压下降幅度相同，均减少26/12 mmHg。入选ACEI组患者的收缩压较利尿剂组低1 mmHg，所以试验结束时，利尿剂组患者的血压较ACEI组高1 mmHg。ACEI组所有主要心血管事件或总死亡较利尿剂组减少11%。

治疗 32 例患者 5 年可望预防 1 例 CV 事件或死亡，治疗 23 例男性患者 5 年可望预防 1 例 CV 事件或死亡，男性患者治疗效益更明显。ACEI 组与利尿剂组相比，非致死性心肌梗死减少 32%，非致死性心血管事件减少 14%，心力衰竭下降 15%，但致死性脑卒中在 ACEI 治疗组相对较高。尽管 ACEI 组的血压较利尿剂组低 1 mmHg，但减少脑卒中总数仍未超越利尿剂组。

17 ANBP2 试验提出的降压以外的心血管保护作用有无质疑？

参加 ANBP2 试验的 Beilin 严肃地指出：ANBP2 试验患者血压控制仍不足；ACEI、ARB 在一级、二级预防中均起重要作用，它与 ALLHAT 试验的结果不同，问题在于"场所，治疗的场所不同"。此外，ANBP2 患者年龄较大；目前利尿剂的应用仍然不足，尤其是在黑人群体中。遗憾的是，迄今未有临床试验观察过 ACEI 联合利尿剂的方案。

ANBP2 不是严格地随机分组，而是可能时将之随机分组，样本数较小，所以 ANBP2 结果的证据强度不如 ALLHAT 试验。两项试验均显示一个共同的特点，即哪一组血压较低，则哪一组的主要终点事件更少，无论是 ACEI、钙通道阻滞剂（CCB）还是传统利尿剂均是如此。不同种类的降压药物具有不同的特点，这一特点在 ANBP2 中同样存在，并没有被较小的血压差异所掩盖。由于 ACEI 组的收缩压较利尿剂组低 1 mmHg，按汇总分析计算降低 1 mmHg 收缩压可减少心血管事件 3%～5%，则两组的主要心血管事件没有差异，而减少脑卒中效果的差异将变得更具显著性。

有人认为，ALLHAT 试验中的 ACEI 联合 β 受体阻滞剂是一种不合理的配伍；同样的道理，ANBP2 中的利尿剂联合钙通道阻滞剂，也是一种不合理的配伍。如果说 ALLHAT 试验是有国家背景，出于经济的考虑，结果不可信，那么 ANBP2 也同样受到厂商的影响。

氨氯地平和依那普利预防血栓事件的研究（CAMELOT 试验），对入选的 1991 例舒张压<100 mmHg 的冠心病患者，分别采用氨氯地平（20 mg/d）与依那普利（20 mg/d）。结果两组降压幅度相同，氨氯地平组血压下降 4.8/2.5 mmHg，依那普利组血压下降 4.9/2.4 mmHg；氨氯地平组与依那普利组相比心血管事件的发生率更低，但差别不显著（$p=0.10$）。该试验不仅说明 CCB 不增加心血管事件，优于 ACEI，而且再一次否定了 ACEI 具有更好的心血管保护作用的说法。

不同种类的降压药对不同人群有一定的差别，如 HOT 与中国高血压理想治疗（HOT-CHINA）试验就有显著差别，显示中国高血压人群对 CCB 的依从性更好，至于 ACEI 对中国人群的效果，还缺乏相关资料。

ANBP2 支持抗高血压药物存在非降压作用的证据力度不强或不充分，而支持高血压治疗的益处主要来自降压本身，并取决于降压幅度的说服力。有关 ACEI 联合利尿剂的方案，脑卒中二级预防的国际降压治疗预防卒中再发研究（PROGRESS）和 PATS 试验显示，ACEI 联合利尿剂的方案非常显著地优于单用 ACEI 或利尿剂，所以 ACEI 联合利尿剂如同 β 受体阻滞剂联合钙通道阻滞剂，都是最佳的配伍方案。

18 什么是 HOT-CHINA 试验？

HOT-CHINA 试验即中国高血压理想治疗试验，其目的是观察 HOT 研究治疗方案在中国高血压患者中的可行性和临床效果，建立起以长效钙通道阻滞剂为主体的适合中国患者降压治疗的新模式。从 2001 年 4 月至 2002 年 2 月，在我国 148 个城市，对 5 万多例高血压患者进行 HOT 研究，并进行短期（10 周）临床观察。

试验结果如下。

（1）降压达标率，采用 HOT 研究方案治疗后，收缩压、舒张压在 10 周内呈现逐步下降趋势，收缩压平均降低 31.2 mmHg（18.9%），舒张压平均降低 17.4 mmHg（17.7%）；心率略有减慢，平均减慢至 56 次/分。降压达标率从治疗第 2 周起逐步上升，第 10 周时降压达标率在意向性治疗（ITT）人群与完成方案（PP）人群中分别为 79.2% 和 87.0%。各年龄组的降压达标率随年龄增长有下降趋势，但仍达 75% 以上。

（2）各治疗步骤达标率的比例，第 10 周时第 1 步（小剂量非洛地平缓释片 5 mg、每日 1 次）占 42.7%。第 2 步（小剂量非洛地平缓释片 5 mg、每日 1 次，联合 β 受体阻滞剂美托洛尔 25 mg、每日 2 次，或联合低剂量 ACEI）占 38.7%。前两步的血压达标率为 81.4%。第 3 步（非洛地平缓释片 10 mg、每日 1 次，联合 β 受体阻滞剂美托洛尔 25 mg、每日 2 次，或联合低剂量 ACEI）占 12.5%。第 4 步（在第 3 步基础上将美托洛尔或 ACEI 加量）占 3.3%。第 5 步（联合其他降压药）占 2.8%。这表明 81.4% 的患者只需采用小剂量非洛地平缓释片或联合小剂量 β 受体阻滞剂美托洛尔即可。

（3）不良反应和治疗依从性。治疗过程中未发现任何的严重不良反应事件，自发报告的不良反应发生率也较低。在第 10 周时累计不良反应发生率为 9.7%，最多见的是踝部水肿。治疗前、后实验室生化检查结果，显示空腹和餐后 2 h 血糖、血总胆固醇、血甘油三酯、血高密度脂蛋白胆固醇、血肌酐水平均有显著改善。

（4）CCB 在降低脑卒中方面的效果最佳，长效 CCB 不仅不增加心血管事件，而且对心脏的保护作用优于 ACEI 和 ARB，只是预防心力衰竭的作用较差。

（5）CCB 抑制颈动脉内膜粥样硬化的效果优于利尿剂和 ACEI 等降压药，所以其不但对脑卒中的一级预防效果最佳，对脑卒中的二级预防也可能是最佳的选择。

（6）该试验提示 CCB 特别适合中国人，因为中国高血压的转归主要是脑卒中，约为 77%，而 CCB 在降低脑卒中方面的效果最佳。脑卒中与高血压关系密切，只有 36% 的冠心病与高血压有关，脑卒中的发病率是冠心病的 5 倍，仅降压治疗就能显著降低脑卒中 55% 左右。

19 HOT-CHINA 试验对中国高血压治疗有什么重大意义？

HOT-CHINA 试验结果显示，采用 HOT 研究治疗方案，不良反应发生率较低。随访第 10 周时累计不良反应发生率为 9.7%，明显低于 HOT 研究中随访 3 个月时的不良反应发生率（16.9%）。INSIGHT 中因不良反应退出试验者就达 23%，ALLHAT 中氨氯地平组的不良反应发生率占 16.4%，STOP-2 试验不良反应发生率超过 30% 等。对比以上结果可知，中国人群对钙通道阻滞剂有较好的耐受性和依从性。在完成 10 周随访的患者中，95.6% 按照治疗方案服药。上述结果证明，HOT 研究治疗方案（主要是钙通道阻滞剂）对我国高血压患者有较高的血压控制达标率和良好的安全性，患者依从性高，其适合于中国的高血压患者。

在中国人群中应用钙通道阻滞剂的降压效果显示良好，在HOT试验中低剂量钙通道阻滞剂的血压达标率明显低于HOT-CHZNA试验的血压达标率。ZNSIGHT试验中钙通道阻滞剂的单药血压达标率为73%，但用量明显较大，拜新同的平均用量为63 mg。所以，INSIGHT试验的不良反应发生率也较高，因不良反应退出试验者就达23%，一般不主张单药大剂量使用。HOT-CHZNA试验小剂量的钙通道阻滞剂就能达到INSIGHT试验大剂量的效果。

除几个小样本的有关钙通道阻滞剂的试验，几乎所有的大规模临床试验均显示，钙通道阻滞剂在预防脑卒中方面效果最佳，中国高血压患者的转归主要是脑卒中（77%）。

尽管钙通道阻滞剂风波已经过去十多年，但不少人对钙通道阻滞剂的使用仍然有顾虑。正确认识和理解关于钙通道阻滞剂的临床试验，对正确和合理使用钙通道阻滞剂具有重要意义。钙通道阻滞剂风波中提出的钙通道阻滞剂对心脏存在不利的影响，主要是指短效钙通道阻滞剂。长效钙通道阻滞剂对心脏没有明显的不利影响，而且有试验证明长效钙通道阻滞剂对心脏的保护作用（尤其是冠心病）优于血管紧张素受体拮抗剂（VALUE试验，即缬沙坦抗高血压长期治疗评估试验）和血管紧张素转换酶抑制剂（CAMELOT试验），现在不必担心长效钙通道阻滞剂会对心脏产生不利的影响。长效钙通道阻滞剂更有利于血压的平稳控制，减少每日服药次数，有利于提高患者依从性。

钙通道阻滞剂预防心力衰竭的效果较差，β受体阻滞剂预防心力衰竭的效果最佳，因此钙通道阻滞剂与β受体阻滞剂联用，不但在药理学上是最佳的联合。在临床作用方面也显示为最佳的联合。钙通道阻滞剂增加心率的作用可被β受体阻滞剂所拮抗，二者可以相互弥补。在不增加单药剂量的基础上，联合用药，可以更好地控制血压，加强对靶器官的保护作用。

患者选择何种治疗方案，主要取决于其临床情况、能否长期有效控制血压和长期依从治疗。本研究报道的这项降压达标率观察，进一步证实了钙通道阻滞剂在中国高血压人群中有更多的优势。影响血压控制达标的环节很多，也较复杂，除了与知晓率、治疗率以及生活行为改善等因素有关外，还与我们的健康教育、药费成本有明显的关系。降低药费成本可提高治疗率，目前已有许多国产的长效 CCB，它们能否达到合资厂家生产的或进口的长效 CCB 的效果，还缺乏足够的临床对照研究，仍需要进一步的临床观察。

总之，钙通道阻滞剂预防脑卒中效果最佳，特别适用于中国的高血压患者，值得在中国推广应用。

20 血管紧张素 II 受体拮抗剂类药物是最理想的降压药吗？

许多人认为 ARB 类药物是目前最理想的降压药，因为 ARB 类药物存在降压以外的心血管系统保护作用，而且不良反应少，只要经济条件允许就应该将其作为首选。针对上述观点，本文对有关 ARB 的试验进行了分析。

（1）LIFE、VALUE 及 SCOPE 研究的设计及方法。

氯沙坦高血压患者生存研究（LIFE 试验）是由 7 个国家和（或）地区的 945 个初级医疗机构参加，共入选 9193 例经心电图确诊为左室肥厚（LVH），年龄在 55～80 岁的高血压患者的一项随机、双盲药物对照临床试验。患者分别接受每日 1 次的 ARB 类药物氯沙坦（科素亚）（4605 例）或阿替洛尔（4588 例）为基础的抗高血压治疗，持续至少 4 年，平均随访 4.8 年。比较两组在减少原发性高血压和心电图显示左室肥厚患者心血管事件死亡率、心肌梗死和脑卒中方面的疗效。同时也报道了收缩期高血压患者和糖尿病患者的亚组分析结果。在两组中如果没有达到目标血压（140/90 mmHg），则加用氢氯噻嗪（12.5~25mg/d）。直至 1040 例患者出现首要心血管事件（死亡、心肌梗死或脑卒中）。

VALUE 试验由 31 个国家参加，是一项随机、双盲药物对照试验，共入选 15 245 例年龄≥50 岁、曾接受过或未接受过降压治疗的高危高血压患者［冠心病 46%、外周动脉疾病 14%、脑卒中或短暂性脑缺血发作（TIA）20%、左室肥厚伴心肌劳损 6%］。随机分组，分为缬沙坦或氨氯地平为基础的治疗组。治疗时间受事件驱动，试验持续到至少 1450 例患者发生主要终点事件（定义为心脏死亡率和发病率的复合）。起始剂量为缬沙坦 80 mg/d、氨氯地平 5 mg/d，血压控制目标为 140/90 mmHg，平均随访 4.2 年。

老年高血压认知功能试验（SCOPE 研究）用来评价血管紧张素 Ⅱ 的 Ⅰ 型受体拮抗剂坎地沙坦是否能减少轻中度原发性高血压老年患者心血管事件的发生和改善认知能力。研究开始将坎地沙坦与安慰剂作比较，后来将坎地沙坦联合传统药物治疗和非 ARB 常规降压治疗作比较。研究纳入 4937 例 70~89 岁的患者，将其随机分为坎地沙坦组（2477 例）或对照组（2460 例），平均随访 3.7 年。患者的基础血压为收缩压 160~179 mmHg 或舒张压 90~99 mmHg。

（2）试验结果。

在 LIFE 研究中，两组均有血压下降（收缩压/舒张压）。氯沙坦组收缩压和舒张压分别下降 30.2 mmHg 和 16.6 mmHg，而阿替洛尔组分别下降 29.1 mmHg 和 16.8 mmHg。阿替洛尔组血压下降比对照组少 1 mmHg。49% 的氯沙坦组患者和 46% 的阿替洛尔组患者达到收缩压 ≤140 mmHg。26% 的氯沙坦组患者和 22% 的阿替洛尔组患者需要加用氢氯噻嗪或其他降压药物（阿替洛尔常规用药为每日 2 次，而试验规定每日 1 次，这也对阿替洛尔组不利）。

LIFE 研究显示，发生首要综合终点的病例，氯沙坦组为 508 例（每年 23.8/1000），阿替洛尔组为 588 例（每年 27.9/1000）。在氯沙坦组和阿替洛尔组中，分别有 204 例患者与 234 例患者由于心血管疾病而死亡；分别有 232 例与 309 例患者发生致死或非致死性脑卒中；心肌梗死（致死及非致死性）发生例数分别为 198 例与 188 例。新发糖尿病氯沙坦组有 241 例（6%），而阿替洛尔组为 319 例（8%）。心电图显示氯沙坦组患者左心肥厚改善要比阿替洛尔组明显。氯沙坦组因药物不良反应导致治疗中断的发生率比阿替洛尔组低。结论：氯沙坦与阿替洛尔在降低血压幅度相似的情况下，前者能够更好地改善心血管事件发病率与死亡率，并且耐受性更好。由此推论，氯沙坦存在降压以外的作用，能使患者获益更多。

VALUE 试验显示，两组药物治疗均能显著降低高危高血压患者的血压，但是以氨氯地平为基础的治疗方案效果更明显，特别是在试验早期（治疗 1 个月后氨氯地平组比缬沙坦组血压低 4.0/2.1 mmHg；1 年后差值为 1.5/1.3 mmHg）。达到目标血压的比例，氨氯地平组为 62%，缬沙坦组为 58%；缬沙坦组 810 例患者（10.6%，每年 25.5/1000），氨氯地平组 789 例患者（10.4%，每年 24.7/1000）发生主要终点事件，脑卒中的发病率氨氯地平组明显低于缬沙坦组，心肌梗死的发病率氨氯地平组出乎意料也低于缬沙坦组，只有新发糖尿病中缬沙坦组明显低于氨氯地平组，在其他主要心血管事件的发生率上两种药物没有显著差异。

解释：两个治疗组心脏疾病主要预后无显著差别。降压幅度的不等同可能是两组特殊预后不同的原因。试验结果强调了在心血管高危高血压患者中及早降压的重要性。

SCOPE 研究显示，坎地沙坦组收缩压和舒张压分别降低 21.7 mmHg 和 10.8 mmHg，对照组为 18.5 mmHg 和 9.2 mmHg。在试验终点，对坎地沙坦组和对照组血压下降的平均差异进行调整，结果更有利于坎地沙坦组，血压下降 3.2/1.6 mmHg，在整个研究过程中两组间差异更大。84%的对照组患者和75%的坎地沙坦组患者除了接受试验观察的治疗外，还接受了传统抗高血压治疗。SCOPE 研究最终显示，坎地沙坦同对照组疗法相比，对主要终点心血管事件死亡率、非致死性心肌梗死和非致死性脑卒中的减少并没有特别益处（危险降低 10.9%）。尽管坎地沙坦明显降低非致死性脑卒中的发生率（同对照组相比低 27.8%），但所有脑卒中危险下降的差异无明显统计学意义（23.6%）。而且，两组间认知功能也无差异。与 LIFE 研究一样，对照组新发糖尿病病例数要比 ARB 组多，但在本试验中该差异无明显统计学意义。

随后公布的 3 个有关 ACEI 与 ARB 对照的临床试验结果显示 ACEI 优于 ARB。所以，尽管 ARB 为一线抗高血压药物，但不是最理想的降压药。多数资料认为 ARB 主要适应于对 ACEI 不能耐受的患者，在同等降压的情况下，ACEI 对心血管事件发生率的减少要比 ARB 高 10%左右。多个高血压指南均认为 ARB 主要用于对 ACEI 不能耐受或者糖尿病肾病、伴蛋白尿的患者。

21 有关 ARB 的 3 个临床研究结果说明了什么？

有关 ARB 的 3 个临床研究包括 LIFE 试验、SCOPE 研究和

VALUE 试验。这些试验有一个共同特点，就是哪一组血压较低，则哪一组的效果就较好，类似 ALLHAT 试验结果。降低血压是预防心脑血管事件最重要的措施，特别是对脑卒中，且与降压药种类无关的观点也被 INSIGHT 试验、STOP-2 试验证实。这些试验发现由于各组间降压效果无差异，所以各组主要终点事件的发生率也无差异。此外，UKPDS、HOT 试验也均显示，高血压治疗的关键在于降低血压。LIFE 和 VALUE 试验的目的相同，试验结果中两组血压均相差 1.1~1.5 mmHg。LIFE 试验认为氯沙坦存在降压以外的效果，能使患者获益更多，而 VALUE 试验却认为，降压幅度的不等同可能是两组特殊预后不同的原因，强调在心血管高危高血压患者中及早降压的重要性。所以，上述试验的结果不足以说明 ARB 类药物存在降压以外的心血管保护作用。

β受体阻滞剂和利尿剂对糖、脂代谢有一定的影响，可能会增加心肌梗死发生的风险，但在随访 4 年以上、含有β受体阻滞剂和（或）利尿剂的 INSIGHT、NORDIL 试验、STOP-2、ALLHAT、Cappp 试验中，并没有提到β受体阻滞剂和（或）利尿剂组的事件发生率会随着时间的延长而增加，也未提及廉价利尿剂药物的短期治疗是否会导致以后治疗费用的增加。目前已有足够证据说明利尿剂是最具经济学效益的降压药，多个高血压指南均推荐其为一线降压药，尤其是欧洲高血压指南、美国成人高血压治疗指南（JNC-8）均认为利尿剂与其他 4 类降压药均可作为首选，无先后顺序。

尽管 ARB 类药物可作为高血压患者治疗的一线药物，安全有效、糖尿病发生少、耐受性好，但不存在或是对高血压患者显示不出降压以外的心血管系统的保护作用。由于其预防脑卒中效果不如钙通道阻滞剂，对心脏的保护作用也不如某些 ACEI，且用量较大、价格昂贵，多个高血压指南强调 ARB 主要用于对 ACEI 不能耐受或糖尿病肾病伴蛋白尿的患者。

上述临床试验均证实：高血压治疗的关键是控制血压，未显示出某种降压药物存在降压以外的效应。正规服药、规律监测，努力使血压控制在目标范围是降压治疗的最大目标。不同的降压药对减少不同心血管事件的效果有一定差别，但这与药物的种类有关，与药物的价格无关。廉价的利尿剂减少心血管事件的效果，并不比新的、贵的降压药（如ARB、ACEI和长效钙通道阻滞剂）差，有时效果更优。所以在临床工作中要根据患者病情、经济条件、依从性、有无合并症等多方面因素考虑，选用合理的降压药物，必要时采用多药联合治疗，以达到降压的目的，从而达到最大的获益。

22 HOT 和 UKPDS 试验对高血压治疗的经济学意义有哪些？

HOT 试验的目的是评估主要心血管事件与 3 种舒张压水平（≤90 mmHg、≤85 mmHg、≤80 mmHg）的关系。入选 18 790 例患者，平均随访 3.8 年。结果显示，舒张压（DBP）≤90 mmHg 与 ≤80 mmHg 相比，心肌梗死发生率降低 37%，脑卒中降低 43%，心血管事件降低 28%，合并糖尿病者心血管事件降低 51%，冠心病者心血管事件降低 20%；当舒张压进一步下降后，获益减少，首次提出了 J 型曲线的关系；阿司匹林治疗可减少心血管事件的发生率，但对脑卒中无明显作用，所以不主张对所有高血压患者常规使用阿司匹林，应根据个体情况合理选用。

UKPDS 试验的目的是比较严格控制血压（<150/85 mmHg）与非严格控制血压（<180/105 mmHg）对 2 型糖尿病（大血管与微血管）并发症的影响。入选 11 480 例患者，平均随访 8.4 年，结果表明严格控制血压，可使糖尿病的并发症（如心绞痛、心肌梗死、心力衰

竭等）发生率降低24%，脑卒中和微血管并发症发生率降低44%和37%；与糖尿病有关的死亡降低32%，且与降压药种类无关。两个试验的结论均认为，高血压治疗的关键在于降低血压，降低血压是预防心血管事件最重要的措施，特别是对脑卒中。

上述临床试验均证实：高血压治疗的关键是控制血压，未显示出某种降压药物存在降压以外的效应。不同的降压药对减少不同心血管事件的效果有一定差别，但与药物的种类有关，与药物的价格无关。廉价的利尿剂减少心血管事件的效果，并不比新的更贵的降压药（如血管紧张素受体拮抗剂、血管紧张素转换酶抑制剂和长效钙通道阻滞剂）差，有时会更优。

23 国际降压29项随机降压试验回顾分析的结果说明了什么？

国际降压治疗协作组报告了较早期的29项随机降压试验的回顾分析结果，根据国际上进行的一系列大样本随机对照临床试验，评估了不同降压药对高血压和心脑血管病高危患者脑卒中、心肌梗死等心血管事件的影响，为高血压、心脑血管病及糖尿病的临床治疗提供了依据。

不同种类的降压药ACEI、CCB、ARB，与传统降压药（利尿剂或β受体阻滞剂）及不同降压目标对重要心血管事件的影响如何，是一个值得关注的问题。该汇总分析有助于回答以上问题。

此研究共纳入29项试验，包括162 341例患者，试验结果如下。

（1）ACEI与安慰剂相比，明显减少了脑卒中、冠心病、心力衰竭、重要血管事件、心脏性和总死亡危险发生率，分别减少了28%、20%、18%、22%、20%和12%。与利尿剂或β受体阻滞剂相比，则轻微增加脑卒中、心力衰竭、重要血管事件、心脏性死亡和总死亡危险，轻微减少冠心病事件发生率（均无显著差异）。

（2）CCB与安慰剂相比，可显著减少脑卒中、冠心病、重要血管事件危险，分别减少38％、22％、18％；轻微减少心脏性死亡和总死亡危险，但明显增加了心力衰竭危险，约为21％；与利尿剂或β受体阻滞剂相比，则轻微降低脑卒中危险（无显著性意义），但明显增加了心力衰竭危险（33％），对其余指标无明显影响。

（3）ACEI与CCB相比，明显减少心力衰竭危险（18％），但将脑卒中危险增加12％，对其余指标无明显影响。

（4）ARB与常规治疗相比，明显减少脑卒中、心力衰竭和重要血管事件危险，分别减少21％、16％和10％，对其余指标无明显影响。

（5）强化与非强化治疗相比，明显减少脑卒中危险23％，对其余指标无明显影响。

结论：对29项随机对照临床试验的回顾分析表明，ACEI、CCB、ARB、利尿剂/β受体阻滞剂在治疗高血压、心脑血管病高危者或糖尿病患者时均可减少心脑血管事件危险；各种降压药之间的疗效差别甚微，CCB在减少脑卒中方面优于ACEI、ARB，与利尿剂/β受体阻滞剂相比ACEI对脑卒中事件作用稍差，CCB对心力衰竭的作用稍逊；血压水平净下降幅度与脑卒中、冠心病及死亡相对危险减少有关，但似乎与心力衰竭无关。总而言之，降低血压水平是预防心脑血管事件的关键。这个结论与我们2002年6月发表的汇总分析结论高度一致。

研究表明，由于较早期的高血压临床试验大多数应用短效CCB，所以CCB对心力衰竭不利。传统降压药多采用利尿剂/β受体阻滞剂，因此对某些心血管事件的作用有些混淆，例如β受体阻滞剂预防脑卒中的效果较差，利尿剂预防脑卒中的效果较好，混合在一起作用就有可能相互抵消。

第六章

怎样经济合理地治疗高血压

李光利　单　飞

降低血压是硬道理，血压越高危险性越大，尽管不同种类的降压药在降低不同脏器的风险上有差异，但关键还是降压达标，控制并存的危险因素。降压不是越快越好，良好的生活方式也至关重要。

理想的降压药应安全、有效、服用方便、价格合理，能24小时平稳控制血压。同时，也要重视降压药的潜在风险。

高血压药物治疗的用药原则：①从小剂量开始，逐步降压，降压必须达标；②多种药物联合治疗优于单药大剂量治疗，由于单片复方制剂为多种药物联合，尽量选择每天一次的长效制剂；③贵药、新药未必高效、安全，关键在于合理选择药物。

1 为什么降压是硬道理？

新型抗高血压药物不断诞生，大规模的临床试验结果不断公布，但迄今为止还没有一项研究能证实降压药对心血管的保护作用与血压变化无关。关于一线降压药物的推荐，《美国成人高血压管理指南（JNC-8）》新版仅建议将噻嗪类利尿剂、血管紧张素转换酶抑制剂（ACEI）、血管紧张素Ⅱ受体拮抗剂（ARB）及钙通道阻滞剂（CCB）作为一线降压药物，不再推荐将β受体阻滞剂用于高血压患者的初始治疗，并建议非黑人高血压患者（包括糖尿病患者）可首选噻嗪类利尿剂、ACEI、ARB或CCB治疗。黑人高血压患者（伴或不伴糖尿病）首选噻嗪类利尿剂与CCB。慢性肾病患者（无论是否伴糖尿病）应首选ACEI或ARB治疗。

血压越高，患脑卒中、心肌梗死、心力衰竭和肾病的风险越高。降压治疗能减少40%~50%的脑卒中事件，减少16%~20%的心肌梗死事件，减少至少50%的心力衰竭事件。不仅心、脑血管系统可以从血压降低中获益，高血压患者肾功能的改善也同样依赖于血压的下降。近年来强调肾素-血管紧张素系统阻滞药（ACEI及ARB）对肾脏的保护作用优于其他抗高血压药物的理念，片面强调了药物本身的作用。在这类试验中，试验组的血压往往略低于对照组，所以仍然离不开降低血压带来的获益。在试验过程中血压降的越低的，蛋白尿减少也总是相对更满意的，这提示了降压在肾脏保护中的重要作用。大量循证医学研究证实，血压降低，即使降低1 mmHg，也会对高血压的靶器官损害起到不容忽视的保护作用，从而对试验结果产生显著的影响。因此，血压降低是衡量抗高血压治疗益处的硬指标，但是降压治疗也不是血压越低越好，当血压降至<110/70 mmHg后，血压越低，心血管事件会逐渐增加，这也浪费医疗资源。

2 快速达标是否对初始药物治疗的患者有利？

既往观念一般认为，对血压控制的速度为"在8~12周使血压达标"即可，但这缺乏循证医学的证据。缬沙坦抗高血压长期治疗评估试验（VALUE试验）首次提示了对于高危或极高危患者的降压治疗应当快速达标（2~6周）的观点，但快速达标的策略并未被证明适用于轻、中度高血压及单纯性高血压患者，所以对大多数中、低危高血压患者而言，4~12周达标即可。VALUE试验在开始的第1个月，两组患者的血压即出现了明显的差异，与缬沙坦组相比，氨氯地平组患者的血压显著降低，两组的差值达4.0/2.1 mmHg；在治疗6个月时，两组平均血压差为2.1/1.6 mmHg。研究终止时，心肌梗死事件氨氯地平组比缬沙坦组低19%（$p=0.020$）；致死和非致死性脑卒中氨氯地平组较缬沙坦组低15%（$p=0.080$）。因此，VALUE试验也表明早期（数周而非数月）积极降压，是预防心血管事件的关键。

益格鲁-斯堪的纳维亚心脏终点试验—降压治疗部分（ASCOT-BPLA试验）试验也出现了类似的情况，在随机化分组后的第3周，两组患者的血压即显示出较大差异（5.9/2.2 mmHg），而一般试验期间的平均血压差异为2.7/1.9 mmHg。研究终止时氨氯地平组和阿替洛尔组患者的平均血压分别为136.1/77.4 mmHg和137.7/79.2 mmHg。所以，氨氯地平组的效果优于阿替洛尔组的，这也说明了试验结果与早期降压速度有关，不过现在还没有证据表明对哪些患者、在多久时间内降压达标最理想，当然降压肯定也不是越快越好。

如何使高危和极高危高血压患者的血压快速达标？在制订降压方案时，用药先后顺序对快速降压达标及临床结果会产生明显不同的影响。对高血压患者而言，正确选择初始用药对治疗结果具有决定性意义，VALUE试验、抗高血压和降脂治疗预防心脏事件试验（ALLHAT）和盎格鲁-斯堪的纳维亚心脏终点试验（ASCOT）研究均证实了这一点。如果在治疗起始时就选择了疗效差的药物，如ALLHAT中的赖诺普利、VALUE中的缬沙坦及ASCOT中的阿替洛尔，那么在以后的治疗中无论怎样加量和（或）添加第2种、第3种甚至第4种药物，其效果都不可能与正确选择初始药物的治疗效果相提并论。

目前临床上血压控制不佳有90%是初始用药选择错误且未采取正确的补救措施所致。所以，长期有效控制血压达标、早期快速降压和正确选择初始药物对治疗至关重要。

多久达标最好？首先肯定的是不是越快越好，快速降压会导致人体不适，甚至导致不良后果。根据VALUE试验提供的相关证据，一般认为高危及极高危患者在2~6周达标，中、低危患者在6~12周达标即可。

3 什么时候启动降压治疗？

血压超过120/80 mmHg时，随着血压的升高，心血管事件逐渐增加，但当超过140/90 mmHg时增加更明显，所以美国《JNC-8》把高血压的诊断标准调整为大于130/80 mmHg，即高于此标准时就被诊断为高血压1级。2022年《中国高血压临床实践指南》也提出了这个诊断标准，但没有得到大多数高血压专家的认可，此观点是基于流行病学资料提出的，但缺乏临床研究证据。在国内外已有多个临床研究显示，血压为 130～140/80～90 mmHg 的低危高血压患者进行高血压药物治疗并没有获益，这不但浪费社会资源，而且还增加了患者不必要的心理负担。美国高血压指南所谓的 1 级高血压，其主要意义在于提示患者已进入高血压的队伍，必须首先进行高血压的非药物治疗，即生活方式的干预，并加强血压的连续监测。生活方式的干预不限于高、中、低危人群，而启动药物治疗必须考虑治疗本身的风险及患者发生心血管病的风险。所以，首先必须对高血压患者进行心血管病风险的评估，即危险分层，其次才可以决定何时启动药物治疗及制订药物治疗方案。

一般而言，对低危患者，先进行 1～3 个月生活方式的干预及观察，每周进行 1～2 次血压监测，尽可能进行家庭血压监测。如血压有所下降但仍不达标时，可继续生活方式干预 1～2 个月，如血压仍不达标，则应开始药物治疗；对中危患者，可观察数周，并进行生活方式的干预，评估靶器官损害情况；对高危和极高危患者，应及时启动降压药物治疗，并对并存的危险因素和合并的临床疾病进行综合治疗。

当患者血压明显波动，难以确定准确的血压时，应进行 24 小时血压监测，方可决定启动降压药治疗的时机。血压短时间内波动明显，要排除外界因素对血压的干扰，如失眠、头痛、头晕、紧张、焦虑、颈椎病发作、任何原因的不舒服等。

4 高血压的最佳治疗是否意味着选择最贵、最新的降压药？

高血压的最佳治疗并不意味着选择最贵、最新的降压药。有不少高血压患者常常询问医生，现在有什么新的、好的降压药吗？一般患者普遍认为新的药物就一定比老的药物好，其实不然，一种新的药物从理论上或药理上来说确实要比原先的优越，不良反应少，安全性更好，但很多时候并非如此。如 ALLHAT 试验中的新药 α 受体阻断剂多沙唑嗪组，由于心血管事件（主要是心力衰竭）多于廉价利尿剂氯噻酮组，安全性差，而于 2000 年提前终止（该药也因此而下市）。在新的高血压治疗中，其他的 α 受体阻断剂也从常用的 6 种一线降压药中出局了。另一个新药 ARB 类药物，似乎是最理想的降压药，尤其是氯沙坦高血压患者生存研究（LIFE）试验公布以后，更是风靡全球。但随后多个与长效钙通道阻滞剂、ACEI 对照的大规模临床试验，均证实了 ARB 抗高血压治疗的效果不如长效钙通道阻滞剂和 ACEI，包括减少心力衰竭和冠心病的效果，但这两种新药的价格均高于以往的降压药。在选择贵的、新的降压药时必须慎重，最好选择那些经过多个大规模临床试验证实确实是安全、有效的，千万不能单独以贵、以新为佳。由于新药在专利期内只有独家生产、独家销售，处于价格垄断期，所以新药肯定比老药贵。选择降压药物一定要根据患者的具体临床情况和对药物的依从性而定，不能一味地弃廉选贵。

5 理想降压药有什么标准？

关于理想降压药的标准目前国内外尚未统一，一般公认的有 9 条：①有效控制血压；②不良反应很少；③降压平稳；④能预防和逆转高血压引起的心、脑、肾、血管结构的改变；⑤能减少心血管危险因素；⑥使治疗者有良好的生活质量；⑦服用方便，易为患者接受和坚持；

⑧价格适宜，疗效/费用比值高；⑨不影响其他疾病的治疗。

目前市场上常用的降压药各有所长，需根据患者自身临床情况和个体差异对症选用。只有最佳的选择，没有最佳的药物，目前还没有一种降压药能够同时满足理想降压药的9条标准。

6 血压究竟降到多少合适？

对于这个观点，要根据患者情况具体分析。治疗高血压不能简单地以降压数值为标准，重要的是预防和控制靶器官的损害。目前认为，应把血压降到最大可以耐受的程度为佳。高血压患者的降压目标是在患者能耐受的情况下，应逐步降压达标。一般高血压患者应将血压降至<140/90 mmHg，65岁及以上老年人的收缩压应控制在150 mmHg以下。如能耐受，还可进一步降低，但也并不是越低越好，一般不低于110/70 mmHg。伴有肾脏疾病、糖尿病或病情稳定的冠心病的高血压患者，在治疗时更应制定个体化治疗方案，一般可以将血压降至130/80 mmHg以下，脑卒中后的高血压患者一般降压目标为140/90 mmHg。处于急性期的冠心病或脑卒中患者应按照相关指南进行血压管理。但《JNC-8》指南认为，上述建议缺乏充分依据，对心血管风险水平增高的高血压患者进行更为严格的血压控制，可能不会使患者获益更多。新指南仅根据年龄对降压目标值进行了区分：≥80岁或颈动脉狭窄大于70%的患者降压目标为<150/90 mmHg，成年人（含18岁）且<60岁者的目标为<140/90 mmHg，如能耐受可进一步降低至130/80 mmHg以下。糖尿病和慢性肾病患者的降压目标同样为<140/90 mmHg。

7 廉价利尿剂的降压地位及其新进展和经济学评价如何？

由于噻嗪类利尿剂对减少心脑血管疾病的发病率和死亡率作出了重要贡献，所以几乎所有的高血压指南都将其放在一线降压药的地位。不论是单独还是联合使用，其临床应用仍然少之又少，究其原因有多方面因素。因此，了解和熟悉噻嗪类利尿剂的降压优势，重视和提升噻嗪类利尿剂的合理使用非常重要。

（1）早期，噻嗪类利尿剂治疗高血压用量较大或单独使用，不良反应较多。近30多年来主张小剂量使用，尤其是与 ACEI、ARB 联合使用，其具有良好的临床效果、协同效益及经济学效益，故临床上将其作为治疗难治性高血压的必选基础用药。因此，以此为基础组成的 ACEI 或 ARB 联合噻嗪类利尿剂的固定复方制剂不断出现，这些药物极大地提高了高血压患者降压治疗的临床效果及依从性，既减少了药物的不良反应又降低了医疗成本。近年发表的几项相关荟萃分析也显示噻嗪类利尿剂在治疗高血压方面的优势。

（2）ACEI、ARB 与噻嗪类利尿剂的联合使用是最常见、也是最佳的联合用药方案之一，降压机制和减少临床事件上都有较强的互补性和协同作用，且可抵消或减少不良反应。ACEI 和 ARB 预防脑卒中的效果较差，而利尿剂预防脑卒中的效果更好，在不同脏器的保护方面也有互补作用，联合使用可显著提高脑卒中二级预防效果。噻嗪类利尿剂相对降低收缩压较强，ACEI 和 ARB 相对降舒张压略好，联合用药有利于控制单纯性收缩期高血压。单药加倍与加利尿剂相比，降压效果相近，但前者成本加倍，不良反应增加。噻嗪类利尿剂的不良反应之一是对糖、脂代谢的不利影响。多项临床研究显示 ACEI 和 ARB 联合噻嗪类利尿剂对合并 2 型糖尿病的高血压患者，不但没有增加糖尿病患者的风险，反而可以降低全因死亡风险和心血管危险，并可长期获益。RAAS 抑制剂与利尿剂之间的价格差异显著，利尿剂具有良好的增量-费用效果比。

（3）阿尔茨海默病合并高血压及盐敏感性高血压的新证据：最近有资料表明，噻嗪类利尿剂降压治疗对老年高血压合并痴呆也有效。既往认为只有 ARB、CCB 降压药对预防老年高血压合并痴呆有一定的效果，在同等降压时其他降压药不能降低痴呆风险。最近有研究发现，除了 ARB、CCB 外，噻嗪类利尿剂对老年高血压患者的认知功能下降或痴呆的预防具有同样的作用。既往认为单纯使用 CCB、利尿剂、ACEI 对盐敏感性高血压无明显降压作用，最近国内王云等对 1355 例盐敏感性高血压患者进行的荟萃分析显示，ACEI 联合利尿剂能有效降低患者 24 小时动态收缩压变异性和动态舒张压变异性，而 ARB 联合利尿剂则无明显影响；单独使用利尿剂吲达帕胺可以降低盐敏感性高血压患者的收缩压和舒张压，对于盐敏感性高血压患者吲达帕胺优于氢氯噻嗪，吲达帕胺具有钙离子拮抗作用。

（4）噻嗪样利尿剂半衰期长，吲达帕胺具有一定的钙通道阻滞剂样作用，既往研究显示，吲达帕胺缓释片 1.5 mg 与氢氯噻嗪 25 mg（氢氯噻嗪剂量大于吲达帕胺，两者剂量不匹配）在降低血压方面两者无显著性差异，但是在肾脏及心脏的保护方面存在差异。在高血压合并慢性肾病的患者中，吲达帕胺组患者肌酐清除率较治疗前升高，而氢氯噻嗪组有所下降；另有对氯沙坦单药治疗不达标的高血压合并肾功能不全的患者，分别联合氢氯噻嗪 12.5 mg 和吲达帕胺 1.25 mg 治疗 4 周后，两组患者血肌酐、尿白蛋白/肌酐、尿中性粒细胞明胶酶相关脂质运载蛋白和肾动脉阻力指数与基础值相比，吲达帕胺组各项指标均明显好转。另外有多项荟萃分析认为噻嗪样利尿剂优于噻嗪型利尿剂氢氯噻嗪；但是氢氯噻嗪对收缩压的作用强度明显具有剂量依赖性，而吲达帕胺、氯噻酮对舒张压的作用较小。氯噻酮可作为降低慢性肾功能衰竭4期患者收缩压的新选择。国内噻嗪样利尿剂主要以吲达帕胺为主，它们是否存在类效应还有待临床试验证实。

尽管氢氯噻嗪临床应用最多，但多数资料建议噻嗪样取代噻嗪类利尿剂。噻嗪类利尿剂的低剂量使用即可在有效降压（大部分患者）的同时又可明显减少不良反应的发生率。美国心脏病学会也认为噻嗪类利尿剂之间存在差异，推荐优先使用长效的噻嗪样利尿剂。

8 使用利尿剂时应注意哪些问题？

由于噻嗪类利尿剂的量-效反应曲线较平坦，而副作用则呈剂量依赖性，所以尽量低剂量联合使用。首次使用者应在2~4周复查电解质，并且优先使用噻嗪样利尿剂（吲达帕胺）。另外噻嗪类利尿剂的不良反应与高血压患者的基因变异和基因缺陷有一定的关系，所以应重视噻嗪类利尿剂使用的个体化原则。

尽管利尿剂安全性良好，但还需注意以下几方面。

（1）尽量不单独使用利尿剂，新发现的或中、低危高血压人群可以用少量噻嗪类利尿剂联合中等量保钾利尿剂，如氢氯噻嗪 12.5 mg/d 或 25 mg/d 加氨苯蝶啶 25~50 mg/d。未达到目标血压时再加用 ACEI、ARB 和（或）β 受体阻滞剂（糖尿病患者例外）。

（2）对高危人群则常与 ACEI、ARB 和（或）β 受体阻滞剂联用，与钙通道阻滞剂联用也并非禁忌，尤其适用于服用钙通道阻滞剂后出现踝部水肿者。

（3）出现肾功能衰竭和高尿酸血症时，可用少量呋塞米代替噻嗪类利尿剂。

（4）建议尽量使用新型利尿剂。如吲达帕胺，半衰期长，不良反应较少，长期应用对糖、脂质、尿酸代谢影响的安全性较噻嗪类利尿剂可能更好。

9 如何认识钙通道阻滞剂在高血压治疗中的地位？

高血压循证医学的大量证据表明：更有效地控制血压并使血压达标，对减少心血管事件十分重要。最近公布的《欧洲高血压指南》及《JNC-8》均提升了钙通道阻滞剂在降压治疗中的地位。与其他抗高血压药物相比，二氢吡啶类钙通道阻滞剂在降压作用方面有如下独特的优点。

（1）降压疗效和降压幅度相对较强，而疗效的个体差异较小，以及只有相对禁忌证，没有绝对禁忌证，这就有助于提高高血压的治疗率和控制率。例如新近公布的由中国高血压联盟启动的中国高血压理想治疗试验（HOT-CHINA 试验）研究发现，在随访 10 周后完成方案人群的血压达标率为 86.97%，而治疗期间按医嘱服药者占 95.6%。在 HOT 的国际试验中，亚洲人群的降压幅度也大于整体人群的。

（2）对老年患者有较好的降压疗效，收缩压下降较明显。将有关老年单纯收缩期高血压的老年收缩期高血压试验（SHEP）、欧洲收缩期高血压试验（Syst-Eur）和中国老年单纯收缩期高血压临床试验（Syst-China）3项临床试验进行综合分析，还发现二氢吡啶类钙通道阻滞剂使总病死率下降了32%、脑卒中发生率下降了37%、心肌梗死发生率下降了25%。

（3）几乎可以与每类抗高血压药联合使用而增强降压疗效。AS-COT-BPLA试验的初步结果表明，氨氯地平和培哚普利联合治疗，在改善临床预后方面优于既往推荐的β受体阻滞剂联合利尿剂的标准治疗方案。与标准治疗方案相比，联合新药的用药方案可使总病死率和总的冠脉事件数平均下降14%、脑卒中发生率下降23%、心血管病死率下降24%、新发生的糖尿病数下降32%。

（4）长效钙通道阻滞剂如硝苯地平控释片、氨氯地平等，对心脏没有不利的影响，不增加心力衰竭和心肌梗死的机会，与ACEI和ARB相比效果甚至更好。

（5）钙通道阻滞剂在同等降压或降压更少的情况下，预防脑卒中的效果更好，所以钙通道阻滞剂特别适合以脑卒中为主要结局的中国高血压人群。2010年《中国高血压防治指南》首次提出中国高血压的特色，这也提升了钙通道阻滞剂在中国高血压人群中的使用地位。

（6）2022发布的国际高血压指南提出，对缺乏临床实验室检查的高血压患者，首先考虑选择钙通道阻滞剂，提示钙通道阻滞剂的效果和安全性更好。

2004年6月发表的VALUE试验意义深远，其结果显示与以氨氯地平为主体的治疗方案相比，缬沙坦组致死和非致死性心肌梗死的风险增加了19%（$p=0.02$）。这一结果虽出乎研究设计者的预料，但绝非偶然。因为多年来，从基础研究到临床研究均证实了二氢吡啶类钙通道阻滞剂抗动脉粥样硬化（AS）的作用。

10 短效钙通道阻滞剂降压治疗试验有什么意义？

2010年《中国高血压防治指南》首次对中国本土的高血压临床试验给予了足够重视，尤其是北京、上海、成都的短效钙通道阻滞剂临床试验。短效钙通道阻滞剂（主要指硝苯地平、尼群地平、维拉帕米等），由于价格低廉，降压效果好，不良反应（有症状的不良反应）少，深受患者青睐。短效钙通道阻滞剂也经受过大规模临床试验的检验，Syst-Eur、Syst-China、tstone、CNO等试验均证明短效钙通道阻滞剂治疗高血压时，可显著降低心血管病的发病率和死亡率，尤其是减少致死和非致死性脑卒中，对心脏事件的减少也有一定效果。需注意，短效CCB对心力衰竭和急性心肌梗死患者可能造成不利影响，长效CCB的这些负面影响不明显，在减少各种心脏事件方面的效果可能并不比ACEI和ARB差。

治疗高血压的获益主要来自血压的降低，尤其是脑卒中的减少。汇总分析显示：降压治疗可使5年间脑卒中发生率下降42%，而冠心病发生率只下降14%。曾在中国进行的三项钙通道阻滞剂试验，分别采用尼群地平、硝苯地平，显示其明显降低脑卒中的发病率和病死率38%~59%，而降低冠心病事件只有14.2%（CNIT，即成都硝苯地平干预试验）；ACEI和β受体阻滞剂主要对心脏有益，ACEI可能存在降压以外的心脏保护作用。若将血压控制在理想水平，可预防80%的脑卒中事件，而只能预防37%的冠心病。所以，短效CCB单纯降压治疗预防脑卒中明显优于冠心病。

钙通道阻滞剂在中国人与西方人群中的效果也有所差别。在

Syst-Eur 与 Syst-China 中，治疗对象均为老年收缩期高血压患者，均采用尼群地平，结果显示减少所有心血管事件为 33%（欧洲）*vs.* 37%（中国），减少总病死率 14%（欧洲）*vs.* 39%（中国），所以中国人对钙通道阻滞剂的受益优于西方人的。中国高钠人群较多，降压效果钙通道阻滞剂优于 ACEI。

降压药对预防脑卒中的效果依次为：钙通道阻滞剂>利尿剂>ACEI（ARB）>β受体阻滞剂；对预防心脏事件的效果依次为：β受体阻滞剂（可能）>长效钙通道阻滞剂>ACEI>ARB>利尿剂>短效钙通道阻滞剂。

由此可见，钙通道阻滞剂是最适合中国人的降压药，但并非所有高血压患者均适应钙通道阻滞剂，尤其是短效通道阻滞剂。

钙通道阻滞剂可使少数患者出现头痛、面部潮红症状，大剂量易出现踝部水肿。对合并冠心病、心力衰竭的患者，应慎用短效通道阻滞剂。CCB 的抗高血压地位尽管值得肯定，但在具体选择药物时需考虑多方面因素。

（1）短效钙通道阻滞剂：如硝苯地平片（心痛定）对冠心病变异型心绞痛效果良好；地尔硫䓬适合伴有快速室上性心律失常者；除此之外短效钙通道阻滞剂尽量不用于冠心病、心力衰竭者。最佳适应证为经济条件一般，无心脏并发症者。

（2）长效钙通道阻滞剂：如硝苯地平控释片（拜新同）、苯磺酸氨氯地平片（络活喜）、非洛地平缓释片（波依定）等，价格较高，优点是降压平稳，服用方便。每日 1 次，对心脏无明显不良影响，不增加心脏事件，并可减少心力衰竭住院事件，可用于不稳定型心绞痛患者，价格较贵。

（3）没有资料显示在预防脑卒中方面长效钙通道阻滞剂优于短

效钙通道阻滞剂，所以只要根据临床情况合理选药，短效钙通道阻滞剂同样能取得良好效果，具有很好的效/价比。

11 长效钙通道阻滞剂可能是最佳的降压药？

钙通道阻滞剂与其他任何降压药相比，在同等降压，甚至降压更差的情况下，减少脑卒中的效果几乎都是最好的；阻止动脉内膜增厚的效果，尤其是颈内动脉，比其他降压药更好。由于短效钙通道阻滞剂对心脏存在一定的不利影响，所以钙通道阻滞剂一直被认为对心脏的保护作用不如其他降压药，尤其是不如 ACEI 和 ARB。需要注意，不少人也忽视了中国高血压人群的转归主要是脑卒中这一流行病学特点。许多情况影响了钙通道阻滞剂，甚至是长效钙通道阻滞剂的临床使用。

近年来，比较长效钙通道阻滞剂与 ACEI、ARB 等效果的对照临床试验结果陆续公布，这证实了长效钙通道阻滞剂不但对心脏没有不利的影响，反而在预防心力衰竭、稳定型心绞痛等方面的效果比 ACEI、ARB 更佳，因此也进一步否定了 ACEI、ARB 对心血管具有特殊保护作用的观点。尽管长效钙通道阻滞剂在预防糖尿病、肾脏损害方面不如 ACEI、ARB，还缺乏具有直接肾脏保护作用的依据，但它的良好降压效果，尤其是对中国高血压人群的降压效果比其他任何药物的都要好。

长效钙通道阻滞剂在降压强度、预防脑卒中、冠心病和心力衰竭方面都有明显的优势，所以对于以脑卒中为主要结局的中国高血压人群而言，长效钙通道阻滞剂是最好的选择。

钙通道阻滞剂比其他降压药更安全，没有明显的禁忌证，2022

年《国际高血压管理指南》提出，对缺乏实验室检查的高血压患者，推荐选择钙通道阻滞剂。

12 钙通道阻滞剂对脑血管的特殊保护作用有什么依据？

大量临床试验证明，高血压治疗的益处主要来自降压本身，尤其是减少脑卒中的效果，受益程度取决于降压的幅度；然而有少数几个研究结果认为，ACEI、ARB存在降压以外的心血管保护作用，强调药物本身的特性更为重要。但迄今为止，还没有人提出钙通道阻滞剂具有降压以外的脑血管特殊保护作用的观点。作者根据高血压临床试验结果分析，钙通道阻滞剂与其他降压药相比，不管血压下降较对照组更多、相同或更少，预防脑卒中的效果都是最好的；即使与安慰剂对照，减少脑卒中发生率也超越了血压下降所带来的效果，因此认为钙通道阻滞剂存在对脑血管的特殊保护作用。

我们通过入选汇总分析结果（有国际29项高血压试验汇总分析，病例数达到160 000例）、临床试验如第2次瑞典老年高血压试验（STOP-2）、拜新同抗高血压干预试验（INSIGHT试验）、VALUE试验、ALLHAT、北欧地尔硫䓬研究（NORDIL试验），病例数达到81 519例，降压幅度较对照组少的临床试验有NORDIL，降压幅度较对照组多的临床试验有VALUE，降压幅度与对照组相等的临床试验有STOP-2、ALLHAT、INSIGHT。不论CCB组的降压幅度与对照组相比更少、相同或更多，减少脑卒中的效果均优于对照组，包括与安慰剂比较的，减少脑卒中发生率均超越了血压下降所带来的效果，且多数有显著性差异。

目前与其他药物比较，关于钙通道阻滞剂对预防心血管病特殊的保护作用讨论的焦点主要为如下两点。

第一点，对 ACEI、ARB 存在降压以外心血管保护作用的质疑：如上所述，支持药物存在降压以外的心血管保护作用的大规模临床试验为数不多，主要有心脏预后事件预防试验（HOPE 试验）、氯沙坦高血压患者生存研究（LIFE）和第 2 次澳大利亚国家血压研究（ANBP2）等，但是这 3 项试验均存在一些质疑。

第二点，钙通道阻滞剂存在降压以外脑血管保护作用的证据：

我国 4 项临床试验综合分析认为收缩压降低 9 mmHg 和舒张压降低 4 mmHg，可减少脑卒中 36%，冠心病只减少 3%，总的心血管事件减少 34%。故 CCB 对脑血管的特殊保护作用，决不能因微小的血压差而忽略。

国际上临床试验汇总分析结果，收缩压每降低 10~14 mmHg 和（或）舒张压每降低 5~6 mmHg，减少脑卒中 40%，冠心病减少 17%，总的主要心血管事件减少 33%。

首先，国际 29 项高血压试验汇总分析结果：钙通道阻滞剂与安慰剂比较，4 个试验、7482 例患者，血压下降 8/4 mmHg，脑卒中相对危险度为 0.62，CCB 组的脑卒中事件较安慰剂的减少了 38%，超过了血压下降所带来的效果。

在 NORDIL 试验中，CCB 组的血压下降幅度较对照组小 3 mmHg，所有脑卒中和致死性脑卒中的发生率均较低，尤其是所有脑卒中的下降有显著性差异（$p=0.04$）。

其次，在 STOP-2 试验中，传统降压药物、ACEI 和 CCB3 组基线立位血压均为 194/98 mmHg，试验结束时分别为 158/81 mmHg、159/81 mmHg 和 159/80 mmHg，3 组血压下降幅度相等，致死性脑卒中发生率分别为 4.6%、4.5% 和 4.2%，所有脑卒中发生率分别为 22.2%、20.2% 和 19.5%，CCB 组最低。

再次，在 INSIGHT 试验中，两组间血压下降无差异（173±14/99±8 mmHg 下降至 138±12/82±7 mmHg），同等降压时拜新同组减少脑卒中的效果优于利尿剂的。

最后，在 VALUE 试验中，尽管氨氯地平降压强度大于缬沙坦，降压幅度之差为（2.1/1.7 mmHg），但缬沙坦组脑卒中危险性高 15%，氨氯地平组超越了血压下降所带来的效果。氨氯地平组对心脏的保护作用（心力衰竭除外），与缬沙坦组相似或更好。

结论：钙通道阻滞剂治疗高血压时，在预防脑卒中方面超越了血压下降所带来的效果，存在对脑血管的特殊保护作用。长效 CCB 对心脏的保护作用也不亚于 ACEI 和 ARB，甚至更好，同时具有更好的经济学效益。

13 对脑卒中二级预防（PROGRESS 试验）的评价如何？

国际降压治疗预防脑卒中再发研究（PROGRESS 试验）是一项多中心（包括中国）、随机双盲、安慰剂对照试验。入选在过去 5 年内有过脑卒中或短暂性脑缺血发作（TIA）病史的患者 6150 例，应用 ACEI 培哚普利（单药治疗组，4 mg/d）（占 42%）及培哚普利加吲达帕胺（联合治疗组，2.5 mg/d）（占 58%）。入选的高血压定义为 ≥160/90 mmHg，入选患者中 48% 患有高血压（这些入选患者中 71% 为缺血性脑卒中，11% 为出血性脑卒中），平均随访 3.9 年。

试验结果：治疗组血压平均降低 9/4 mmHg，所有患者脑卒中的相对危险度下降 28%。单药治疗组高血压者降低 10%，非高血压者仅降低 5%。联合治疗组高血压者降低 44%，非高血压者降低 43%。

联合治疗组优于单药治疗组,高血压者优于正常血压者,有显著性差异。对高血压患者进行降压干预,可显著减少心脑血管事件的发生,尤其是减少脑卒中的发生,目前已被国际公认。对一般高血压患者进行降压治疗可减少脑卒中的复发,这是 PROGRESS 试验的最大贡献,并为 2010 年《中国高血压防治指南》和《JNC-7》所采用。然而,PROGRESS 试验同时也给人们带来了许多模糊的信息。

(1) 该试验中高血压的标准是 ≥160/90 mmHg,按《JNC-7》的诊断标准,与理想血压 ≤120/80 mmHg 相差甚远 (40/10 mmHg),所以对正常血压有效者,是否正是这部分患者 (120~160/80~90 mmHg);当血压>120/80 mmHg 时,随血压升高,心血管事件的发生呈进行性增加。高血压最佳治疗试验 (HOT 试验) 亚组分析认为,降压治疗对心血管事件的一级预防,在舒张压 (DBP) ≤80 mmHg 时不再有更多的获益,所以对该试验中提出的对正常血压 (≤120/80 mmHg) 者降压治疗的获益值得质疑。

(2) 该试验其实有 3 个组,即安慰剂组、培哚普利组 (单药) 和培哚普利联合吲达帕胺 (联合用药) 治疗组,尽管使所有类型脑卒中的相对危险度减少了 28%,但培哚普利组的降压效果及减少脑卒中的效果均不如联合治疗组,且有高度显著性差异,不管是对有或没有高血压者均是如此。中国脑血管病后抗高血压治疗研究试验 (PATS) 证实,吲达帕胺对预防脑卒中的复发有良好效果 (减少 29%)。众多高血压临床试验及汇总分析均证实降压治疗对脑卒中一级预防的效果,CCB>利尿剂>ACEI>β 受体阻滞剂;而预防心脏事件的效果,则为 β 受体阻滞剂>ACEI>利尿剂>CCB,两项试验的结果与脑卒中一级预防的效果一致,所以从预防脑卒中的角度来看,应首选 CCB,而不是 ACEI。

2010年《中国高血压防治指南》《欧洲高血压指南》及《JNC-8》均未推荐ACEI用于高血压合并脑卒中的二级预防。钙通道阻滞剂在阻止和逆转颈动脉内膜增厚方面的效果，明显优于利尿剂和ACEI，但迄今为止还未见CCB在脑卒中二级预防方面应用的研究报告。

ACEI不但预防脑卒中效果差，而且降压效果也差，不良反应较多，但对心、肾有较多的保护作用，主要适用于有较多心脏危险因素者。CCB尤其是短效CCB，对心脏有一定的潜在危险性，所以CCB比较适用于以脑卒中为主要结局（75%）的中国高血压人群，且其降压效果也好，对有潜在或已有心脏受损者应选择长效钙通道阻滞剂。

（3）在中国，高血压的主要转归是脑卒中，约占75%，而不是冠心病，79.8%的脑卒中与高血压有关，只有36%的冠心病与高血压有关。中国高血压人群的降压治疗策略重点是预防脑卒中，所以在高血压人群防治策略中有效控制血压，尤其是采用钙通道阻滞剂治疗有较好的经济学和社会效益。对合并较多心脏危险因素或有潜在冠心病心力衰竭风险者，应慎用CCB，该类患者首选ACEI、β受体阻滞药和利尿剂等药物。

（4）关于ACEI是否存在降压以外的心血管保护作用，目前只有心脏预后事件预防试验（HOPE试验）认为ACEI存在着降压以外的心血管保护作用。但是，HOPE试验采用夜间服药白天测血压的方法，这与其他临床试验的方法不同，所测血压不是降压的高峰期，所以血压下降3/2 mmHg不能代表它的真实降压效果。该试验入选者的平均血压139/89 mmHg属于正常高限血压，一般认为降压药（除外硝普钠）的降压效果随血压升高而逐渐增强，在其他有ACEI对照的临床试验中均未发现 ACEI 存在降压以外的心血管保护作用。STOP-2、ALLHAT 均证实减少事件的效果与血压下降程度密切相关，对脑卒中一级预防的效果 CCB 效果最佳，均未显示 ACEI 存在降压作用以外更多的心血管保护作用。

（5）最近一些研究认为，脑卒中者在 5 年中主要危险仍然是脑卒中复发，心肌梗死概率只有 17%，长效钙通道阻滞剂不但对脑卒中效果好，对冠心病的效果也优于 ACEI 和 ARB。

根据上述观点归纳如下：①不管是脑卒中的一级还是二级预防，除非有 ACEI 的强适应证，否则 ACEI 不是首选降压药，人群防治策略应首选 CCB、利尿剂，高危人群策略应高度个体化；②认为 ACEI 是脑卒中复发的强适应证，不如说 ACEI 联合利尿剂（吲达帕胺）为脑卒中二级预防的强适应证；③正常血压（≤120/80 mmHg）者降压治疗对脑卒中二级预防是否有效，或单药 ACEI 是否可作为脑卒中二级预防的强适应证，这些都需进一步探讨。

14 降压治疗预防脑卒中成本-效益分析的根据是什么？

中国高血压治疗预防脑卒中成本-效益分析的主要根据是中国高血压流行病学调查及高血压临床试验：根据世界卫生组织（WHO）公布的 MONICA 方案，中国是脑卒中的高发区（250/10 万人），世界排名第二，仅次于苏联的西伯利亚（300/10 万人）。高血压是脑卒中最主要的危险因素，并且是最重要的可干预危险因素，有效控制高血压，不但对脑卒中的一级预防，而且对脑卒中的二级预防具有同样重要的临床和经济学效益，也优于其他方法（如阿司匹林抗凝、降糖和调脂等）。常用的抗高血压药有5大类，怎样才能做到低投入、高效益？本书作者通过对以往临床试验的综合分析，结合中国国情、高血压的特点及成本-效益分析，探讨预防脑卒中降压治疗药物选择的理想方案。

中国高血压流行病学特点是高发病、低治疗、低控制、低知晓；高血压的预后主要是脑卒中，其次是心脏病，79.8%的脑卒中和36%的冠心病与高血压有关。脑卒中的发病率是冠心病的5~6倍，脑卒中死亡居死因之首，这与西方的高血压预后主要是冠心病，其次是脑卒中的情况有明显区别。

目前仅有的两项脑卒中二级预防的多中心、随机临床研究，中国脑血管病后抗高血压治疗研究（PATS）试验结果显示，采用吲达帕胺治疗3年可减少脑卒中再发29%。PROGRESS试验采用培哚普利或培哚普利联合吲达帕胺，治疗4年可减少脑卒中再发28%，并建议对高血压和非高血压者进行降压治疗，均可减少脑卒中的再次发生。单用培哚普利组只减少5%，培哚普利联合吲达帕胺组减少43%，对高血压脑卒中患者培哚普利组可减少10%，而培哚普利联合吲达帕胺组减少44%，两组有非常显著的差异，这提示培哚普利对脑卒中二级预防的效果不如吲达帕胺，对正常血压组（<160/90 mmHg）效果更明显。培哚普利的价格是吲达帕胺的几倍，培哚普利与吲达帕胺联合不但优于单用培哚普利，而且也优于PATS试验的吲达帕胺，这提示ACEI联合利尿剂对脑卒中二级预防的效果，与降压治疗对脑卒中的一级预防的效果相类似，可能同样是最佳的联合。

HOT试验显示，舒张压（DBP）≤90 mmHg与DBP≤80 mmHg相比，心肌梗死降低37%，脑卒中降低43%，对合并糖尿病者心血管事件降低51%。英国前瞻性糖尿病研究（UKPDS）表明，严格控制血压，可使糖尿病的并发症（心绞痛、心肌梗死、心力衰竭）降低24%，脑卒中和微血管并发症降低44%和37%，与糖尿病有关的死亡降低32%，且这些与降压药种类无关。高血压治疗的关键在于降低血压，降低血压是预防心脑血管事件最重要的措施（特别是脑卒中）。

15 降压治疗预防脑卒中成本-效益分析有什么意义？

中国高血压预后的特点与欧美不同，主要是脑卒中（约为77%），冠心病、心力衰竭只占少数，所以中国人在选择抗高血压药物时有别于西方人，重点是预防脑卒中，只有对少数有心脏危险因素或潜在冠心病和心力衰竭的患者，才重点考虑预防心脏事件的发生，在防治策略上应区别对待中、低危人群和高危人群。高危人群需要高投入，中、低危人群只需较低的投入，两者的费用可以相差数倍乃至上百倍。据西方大量随机对照临床试验的结果，收缩压（SBP）降低10~14 mmHg和DBP降低5~6 mmHg，脑卒中可减少40%，冠心病只减少17%，总的心血管事件减少33%。我国的4项临床试验综合分析也认为SBP降低9 mmHg和DBP降低4 mmHg，可减少脑卒中36%，冠心病只减少3%，总的心血管事件减少34%，而且降压治疗对脑卒中的二级预防也是最佳的选择。

目前常用的抗高血压药有5大类，上百种，价格相差悬殊，每日药费从几分至十几元不等，相差数百倍。临床试验结果均显示，高血压治疗的获益关键在于控制血压，效果并不随药价上升而增加，副作用也并没有随药价上升而减少，相反随药价上升患者的经济压力增加，治疗的依从性反而下降，治疗率、控制率更低。医生应根据患者的临床情况和经济承受能力合理选药，高价药主要适应于少数高危人群，廉价的利尿剂或CCB是大多数中、低危高血压人群的首选药，也是部分高危高血压患者的基本用药，尤其是对中国高血压人群。美国《JNC-8》和2013年《欧洲高血压治疗指南》均强调利尿剂是降压的首选药物，这进一步提升了利尿剂的降压地位，降低了β受体阻滞剂的降压地位。CCB是预防脑卒中的最佳选择，短效CCB因对心脏有一定的潜在危险，仅适用于无潜在冠心病和心力衰竭的患者，而长效CCB可用于冠心病和心力衰竭患者，非二氢吡啶类CCB主要适用于合并心房扑动、心房颤动等快速性心律失常者。

众多高血压临床试验及汇总分析均证实降压治疗对脑卒中一级预防的效果，CCB>利尿剂>ACEI（ARB）>β受体阻滞剂，PATS和PROGRESS这两项试验的结果与脑卒中一级预防的效果排序一致，所以对脑卒中的二级预防，同样是首选CCB或利尿剂，而不是ACEI和β受体阻滞剂。

按预防脑卒中1例每年所需费用（人民币：元），尼群地平（Syst-China，即中国老年单纯收缩期高血压临床试验）5500元，硝苯地平（STONE，即上海老年高血压硝苯地平治疗研究）10 000元，硝苯地平（CNIT，即成都硝苯地平干预试验）2444元，吲达帕胺（PATS）23 273元，培哚普利（PROGRESS China）（PROGRESS 中国协作组）79 348元。培哚普利是吲达帕胺的2.5倍，是CCB的8~15倍。

目前没有证据表明长、短效CCB在预防脑卒中方面有明显差别，且利尿剂或短效CCB价格低廉，不管从临床效果还是从经济学的角度来看，利尿剂都是首选的降压药。CCB是预防脑卒中的最佳选择，ACEI联合利尿剂以及ARB联合利尿剂可能是最佳的组合。

16 高血压的非药物治疗及其经济学意义是什么？

高血压的非药物治疗是所有高血压治疗的基础，而且贯穿整个治疗过程。对于无糖尿病、胸主动脉瘤、急性心肌梗死、心力衰竭等高危因素的1级高血压患者，可进行非药物治疗1~3个月，如血压有所下降，但是又未达目标血压，可继续非药物治疗1~3个月。良好的生活干预可降低血压10~20/5~10 mmHg。即使是采用药物治疗的患者，也需要同时结合非药物治疗，使血压下降更多，同时有利于其他心血管危险因素的控制（如肥胖、糖尿病）等，可以取得更好的治疗效果。非药物治疗一方面可减少药物副作用，另一方面可节约医疗费用，减少医疗资源浪费。非药物治疗对于缓解目前中国的医疗资源短缺，药品价格虚高及医患关系矛盾具有重要意义，可为构建和谐社会起到一定的积极作用。

17 非药物治疗高血压有什么依据？仅仅是为了省钱吗？

多项临床研究结果证实，非药物治疗对血压的影响，包括减轻体重、限钠、补钾、补镁、补钙、补充鱼油、控制紧张情绪等，有肯定疗效的是限制钠摄入、减轻体重和体育锻炼，而其他措施未见确切疗效。高血压预防试验（TOHP）对2182例30~54岁舒张压为80~89 mmHg的患者进行了18个月随访，目的是评价减轻体重、限钠摄入、补钾、补镁、补钙、补充鱼油、控制紧张情绪7种非药物措施的降压效果。发现减轻体重和限钠摄入可使血压下降且具有显著性差异；补钾在第3个月时可使舒张压下降1.8 mmHg，而6个月后这种效应完全消失；补钙、补镁、补充鱼油、控制紧张情绪对血压的影响均不具有显著性差异。老年人非药物干预试验（Tone）对875例60~80岁的1级高血压患者给予减轻体重和限钠摄入干预，随访15~36个月后，获得类似结果；该试验还提示了这些非药物治疗措施的安全性。非药物治疗高血压的循证依据是充足的，对适合非药物治疗的患者都应首选非药物治疗。

高血压的非药物治疗是为了取得更好的治疗效果和减少药物的不良反应，不仅仅是为了节省费用和医疗资源，对一些经济条件优越的患者同样具有重要的临床意义。

18 非药物治疗高血压的主要具体措施有哪些？

高血压的非药物治疗包括减轻体重、改善膳食结构、限制饮食及运动等方面。

（1）减重：减少热量，膳食平衡，增加运动，体重指数保持在 20~24 kg/m²。

（2）膳食限盐：在我国北方，首先应将每人每日平均食盐量降至 8 g，慢慢降至 6 g；南方可控制在 6 g 以下。

（3）减少膳食脂肪：总脂肪<总热量的30%，饱和脂肪<10%，增加新鲜蔬菜至每日400~500 g，水果100 g，肉类50~100 g，鱼虾类50 g，蛋类每周3~4个，奶类每日250 g，每日食油20~25 g，少吃糖类和甜食。

（4）增加及保持适当的体力活动：如运动后自我感觉良好，且保持理想体重，则表明运动量和运动方式合适。

（5）保持乐观心态，提高应激能力：心理因素对血压影响往往被医生和患者所忽视，其实心理因素可使患者的血压波动达到40~50/14~26 mmHg之大，所以千万不要忽视心理因素对血压的影响。

通过宣教和咨询，提高人群自我防病能力。提倡选择适合个体的文体活动，如气功、绘画等，增加社交机会，促进情感交流，提高生活质量。

（6）戒烟、戒酒：尽量不吸烟，以往认为酒是双刃剑，少量饮酒有益，以选用红葡萄酒、糯米酒为佳，近年的研究认为少量饮酒也有危害，最好不饮酒。

（7）增加钾、镁等微量元素的摄入：如多吃冬菇、橘、橙、菠菜、紫茄等；少食动物内脏、鸡皮、红肉类（如猪肉、羊肉、狗肉）等。

19 高血压治疗获益的依据是什么？

目前专门验证降压药物降压以外心血管保护作用的大规模临床试验不多，多集中在 ACEI 和 ARB 这两类药物；支持抗高血压药物治疗的受益主要取决于降低血压的幅度，而不是某种药物的特性的临床试验占绝大部分；有些试验不支持药物存在降压以外的心血管保护作用的观点。最近公布的多个高血压指南，均没有认为某种药物存在降压以外的心血管保护作用，而且认为噻嗪类利尿剂、ACEI、ARB 及 CCB 作为一线降压药物，不分顺序，不再推荐 β 受体阻滞剂用于高血压患者的初始治疗，所以降压治疗的益处主要取决于血压降低及其降低的幅度。

有些试验中各组降压幅度相同，所以各组的主要终点事件和总死亡没有差异，而在大多数试验中各组血压下降不同，均显示哪一组血压较低，则哪一组的主要终点事件更少，不管是 ARB、ACEI、CCB 还是传统降压药，均是如此。国际降压治疗试验协作组对 29 项高血压试验（多数采用短效钙通道阻滞剂）进行回顾性分析，结果也是如此，降压幅度 CCB＞ACEI＞ARB，减少主要终点事件的效果也是 CCB＞ACEI＞ARB。

治疗的获益还取决于降压的幅度，HOT 试验中 DBP≤90 mmHg 与 DBP≤80 mmHg 相比，心肌梗死率降低 37%，脑卒中率降低 43%。高血压合并 2 型糖尿病的亚组中，主要心血管事件的发生率 DBP≤80 mmHg 与 DBP≤90 mmHg 者相比减少了 50%。在 HOT 和 HOPE 试验中，高危患者的风险降低程度是相似的，即血压每降低 1 mmHg，主要心血管事件风险分别减少 11% 和 12.5%。国际降压治疗试验协作组的回顾性分析结果也表明，血压水平净下降幅度与脑卒中、冠心病事件的相对危险度减少相关，尤其是脑卒中。

总之，高血压治疗获益的关键是降压，其次是控制其他可变的危险因素及药物的特性。

20 高血压的治疗原则是什么？

高血压的治疗原则包括如下几方面。

（1）将血压控制在一个适当的水平，消除高血压带来的各种症状，保证患者的生活质量。

（2）尽量减少高血压对心、脑、肾等重要器官的损害，争取逐渐逆转已经形成的靶器官损害。有效预防或延迟脑卒中、心肌梗死、心力衰竭、肾功能不全等并发症的发生。有效控制高血压的疾病进程，预防高血压急症、亚急症等重症高血压的发生。

（3）在降压治疗的同时，要防治心、脑血管并发症的其他危险因素，如左室肥大、高脂血症、糖尿病、高胰岛素血症、胰岛素抵抗和肥胖等。

（4）抗高血压方案应尽量简便，方便患者长期坚持。

（5）应及时将血压降低到目标水平，但并非越快越好。应坚持个体化原则，针对每个患者的具体情况制订相应的方案。大多数高血压患者应根据病情在数周至数月内将血压逐渐降至目标水平。年轻或病史短的患者降压可快一点，但老年人、病程长或已有靶器官损害或并发症的患者，降压速度宜适度缓慢。

（6）提倡有病早治，无病早防，强调患者与医院、家庭要密切配合。治疗时机：高危、很高危或3级高血压患者，应立即开始降压药物治疗。确诊的2级高血压患者，应考虑开始药物治疗。1级高血压患者，在生活方式干预1~3个月后，如果血压仍≥140/90 mmHg，则开始降压药物治疗。

（7）低剂量开始，如血压未能达到控制目标，应根据服药情况增加该药的剂量。

（8）假如第一种药物无效，应进行合理的联合用药，通常是加用小剂量的第二种降压药物，而不是加大第一种药物的剂量。有效的5类联合用药组合是：利尿剂+β受体阻滞剂；利尿剂+ACEI或ARB；钙通道阻滞剂+β受体阻滞剂；钙通道阻滞剂+ACEI；α受体阻滞剂+β受体阻滞剂。

（9）如果第一类药物疗效很差或不能耐受，可更换另一类降压药物，而不是改变第一类药物剂量或加用第二类药物。

21 高血压药物治疗的用药原则是什么？

根据现有的资料，将高血压药物治疗的用药原则归纳如下。

（1）所有的高血压患者，通过降压治疗都必须使血压达到目标水平，这是高血压治疗最关键的问题。仅降低血压就可以使心脑血管并发症降低30%~50%，尤其是脑卒中的减少特别显著。

（2）小剂量开始，逐步降压，希望以最小剂量获得最好疗效，并使不良反应最小。如效果不佳，可逐步增加剂量。如仍不佳需联合用药，以获得最佳疗效（达到目标血压）。血压下降不是越快越好，一般4~12周达标即可，多数降压药发挥最大作用的时间大致是收缩压10~14天，舒张压14~20天。

（3）多种药物的联合治疗效果优于单药大剂量的，2级以上的高血压患者，50%~70%需联合用药。

（4）经济条件允许，可选择长效制剂，其最大特点是，每天1次，使用方便，可24小时稳定降压，但长效制剂价格昂贵。目前已有临床研究表明，对心脏的保护作用，长效钙通道阻滞剂优于短效钙通道阻滞剂，但对脑卒中的预防，还没有资料表明长效钙通道阻滞剂优于短效钙通道阻滞剂。

（5）贵药未必高效或不良反应少。关键在于结合临床情况，合理选择药物。

（6）血压不是越低越好，大多数高血压患者血压降至130/85 mmHg以下即可，除钙通道阻滞剂外，ACEI、ARB、β受体阻滞剂和利尿剂在血压正常或偏低时降压作用很微弱。当使用多种降压药，血压多数又在110/70 mmHg以下时可以尝试减少降压药。

22 什么是抗高血压的个体化治疗？

抗高血压个体化治疗，主要应根据患者的年龄、对药物的依从性、经济承受能力、临床情况，同时伴有的其他危险因素、伴发的其他疾病和原有接受治疗的情况等决定治疗方案，选择治疗药物因人而异。个体化治疗能使患者得到最佳的降压效果，达到目标血压，防止动脉粥样硬化，控制其他可变的危险因素（如血脂紊乱、糖尿病、吸烟、肥胖等），逆转靶器官的损伤，改善患者的生活质量，降低心血管的发病率及死亡率等。

因不同患者或同一患者处于不同病程阶段所需剂量不同，故药物治疗的剂量也应个体化。一种药物的治疗量可相差数倍，不同厂家的同一种药物降压效果可能有一定的差别，原则是"以达到最好疗效、最少不良反应的最小剂量"，选择适合每一位患者的最佳剂量，联合用药优于单药大剂量。40%~60%的中、重度高血压患者需要联合用药。

23 血压控制的目标值是多少？

治疗高血压的主要目的是最大限度地降低心血管病死亡和病残的总危险。心血管病危险与血压之间的相关呈连续性，对多数高血压患者血压在120/80 mmHg左右最好，继续降低不再受益。

HOT研究显示：血压控制在138/83 mmHg以下心血管事件的发生率最低，但糖尿病患者例外（要求血压下降更低），在血压<130/80 mmHg的获益更多。

具体目标人群的血压控制合理范围参考如下。

普通高血压患者血压降至<140/90 mmHg；年轻人或高血压并糖尿病伴或不伴肾病的患者，血压控制的目标值为130/80 mmHg或以下；对于蛋白尿>1g的患者，应将血压降到125/75 mmHg以下；对于老年患者，血压要求低于150/90 mmHg，如能耐受，还可进一步降低；伴有颈内动脉狭窄>70%的患者，收缩压应>150 mmHg。对急性脑卒中的血压管理还缺乏循证医学的证据，一般认为脑出血患者血压应<（200~180）/120 mmHg，脑缺血者血压应<（220~200）/120 mmHg。

但是最近公布的《欧洲高血压指南》及《JNC-8》考虑到指南

操作的简单化及循证医学证据，把所有高血压患者的降压目标均设定为<140/90 mmHg。

24 什么是高质量降压？

中国高血压患病率仍在持续上升、发病明显年轻化，以及高血压控制率、治疗率还需提高和改善，这也是中国高血压管理面临的重要挑战。基于目前高血压管理的现状，我国对中国高血压患者的血压管理提出了新的标准及管理理念。2024年1月《中华高血压杂志》公布了中国首部《高血压患者高质量血压管理中国专家建议》，强调在诊室血压达标管理的基础上，加强诊室外血压（家庭血压和动态血压）测量在高血压诊疗中的地位。动态血压的成本较高及不方便性，而电子血压仪操作简单、方便又经济，家庭血压更容易实现，所以强调并提高了测量家庭血压的地位；家庭血压不再是诊室血压的补充，而是血压管理的重要手段。高质量血压管理强调的是在诊室血压达标的基础上，进一步实现全天24小时及长期（家庭血压）稳定的血压控制达标。强调除诊室血压达标外，要求24小时控制血压管理达标；严格控制清晨高血压，抑制晨峰血压（清晨血压是指清晨醒后2小时内，服药前或早餐前的家庭自测血压结果），或动态血压监测时起床后2小时的血压数据。对于清晨高血压患者，尽量使用真正的长效降压药，如氨氯地平、培哚普利及替米沙坦等来控制全天血压；控制夜间高血压（这需要24小时动态血压监测，也是动态血压监测的重要价值），恢复正常血压昼夜节律。对夜间高血压患者，积极查找原因，并积极去除诱因、改变生活方式、治疗原发病；睡眠呼吸暂停是夜间高血压的重要原因，应采用长效降压药物足剂量或联合治疗。另外积极控制一定时间内血压波动的程度，根据时间可分为短时血压变异及长时血压变异，如在几分钟内血压波动较大（20~40/10~20 mmHg），往往与焦虑症、情绪变化或测压前未安静休息、排空膀胱等因素相关。

对于合并糖尿病和慢性肾病等，尤其合并心力衰竭的高危患者，治疗方案中尽量选择具有明确改善心、肾结局的药物，如钠-葡萄糖共转运蛋白2（SGLT-2）抑制剂（如达格列净、卡格列净、恩格列净等），或胰高血糖素样肽-1受体激动剂（利拉鲁肽、度拉糖肽、司美格鲁肽等），以及非奈利酮等。

重视靶器官损害，强化靶器官损害评估的复查是高血压患者随访的重要内容，强化降压治疗可以逆转或延缓某些类型的靶器官损害，并有逆转心血管风险的变化趋势。

25 如何正确使用阿司匹林等抗血小板药？

近几年来，抗血小板药物在心脑血管病一级预防中的地位有所下降，建议应用对象主要是高血压合并冠心病、缺血性脑卒中、出血性脑卒中（3个月后）、有明确缺血性心脑血管病和长期卧床者等。其他高血压患者需并存3个以上危险因素且无高出血风险时方可考虑使用。血压较高控制不良，有消化性溃疡、血小板减少、紫癜、牙龈出血等倾向者，慎重使用。低心血管病风险者不建议使用。

抗血小板药物如阿司匹林的主要副作用是消化道出血等出现倾向，故阿司匹林的合适剂量应该是能有效地预防心肌梗死和脑卒中的最低剂量，而这两种疾病经常共存。有5项试验比较了阿司匹林或安慰剂对脑卒中和心肌梗死的预防作用，阿司匹林应用剂量、治疗持续时间不同，进入研究的患者人群基线时发生脑卒中和心肌梗死的危险不同，这些试验亦有不同。预防心肌梗死，对于男性受试者来说每日给予阿司匹林 160 mg 能明显降低危险性，而对于女性受试者，每日 50 mg、75 mg、100 mg，均不能显著降低危险性，因此女性应用的合适剂量应高于每天 100 mg。但是剂量增大会导致出血的风险增加，所以目前认为阿司匹林合适的剂量还是 75~100 mg。预防稳定型冠状动脉疾病患者再发性心肌梗死或死亡的最低剂量是每日 75 mg。对于有脑卒中或短暂性脑缺血发作病史的患者，研究显示每日 50 mg 对男性和女性是有效的剂量。对于急性脑卒中患者，每日 160 mg 能有效预防再发脑卒中或死亡。阿司匹林发生大出血的危险每日 80 mg 与 160 mg 相似，即 1000 例患者中每年有 1~2 例大出血。这些研究提示，一级、二级预防脑卒中与心肌梗死的阿司匹林的最合适剂量是每日 160 mg。但是在中国，阿司匹林的推荐剂量是 75~100 mg/d，近几年来阿司匹林在心脑血管病一级预防中的地位有所下降，不建议常规使用。

26 β 受体阻滞剂的临床特点及经济学评价如何？

尽管多个指南将 β 受体阻滞剂从一线降压药中剔除，将其列为二线用药，但 β 受体阻滞剂对心脏有较好的保护作用。尤其是在降低心血管病死亡方面，β 受体阻滞剂优于 ACEI 和 ARB。它们在使用适应证方面没有明显的差别，主要用于冠心病（变异型心绞痛除外）、心肌梗死后、心力衰竭（小剂量开始，1~2 周增量一次，现在不强调剂量加倍）、交感神经功能亢进伴心率较高（>80 次/分）或伴有快速性心律失常者。β 受体阻滞剂对糖、脂代谢有一定的不利影响，但对糖尿病伴心功能不全的高血压患者，仍不失为一种良好的选择，对存在心动过缓（安静时心率<55 次/分）、二度及三度房室传导阻滞、周围血管病者，运动员，重体力劳动者禁用。第一代、

第二代β受体阻滞剂在急性心力衰竭时慎重使用。第三代如卡维地洛可用于急性心力衰竭，是美国食品药品监督管理局（FDA）批准治疗急性心力衰竭的唯一β受体阻滞剂。预防脑卒中的效果，CCB>利尿剂>ACEI（ARB）>β受体阻滞剂。长期的临床应用与对照试验，证明了β受体阻滞剂的有效性和安全性，在临床上应用较多且不断有此类新药问世。有些β受体阻滞剂为脂溶性（普萘洛尔、美托洛尔、拉贝洛尔等），它们在肝脏中代谢、降解，并能穿透血脑屏障，只有此类药物被认为可有效降低猝死发生率。其他一些β受体阻滞剂为水溶性，它们以原形在肾脏中消除，血浆浓度更稳定。新一代的β受体阻滞剂（如比索洛尔、贝凡洛尔、塞利洛尔等）对β1受体具有高度选择性。资料显示，塞利洛尔是一种长效的β受体阻滞剂，具有直接扩血管作用，同时还兼有部分α2受体阻滞和内源性拟交感性，其减慢心率作用较轻，对老年人及心率相对偏慢的高血压患者较为合适；每日1次，降压效应谷/峰比值均达到FDA提出的对长效降压药物的要求。塞利洛尔还能扩张支气管，降低呼吸道阻力，这可能与其部分激动β2受体有关。β受体阻滞剂与钙通道阻滞剂是一对最佳组合，具有良好的药理学协同和临床互补作用，一般β受体阻滞剂的价格较低，可明显减轻长期服药的高血压患者的经济负担。

27 β受体阻滞剂作为一线降压药，有哪些争议？

Carlberg和Lindholm等就β受体阻滞剂治疗对高血压患者主要心血管病事件影响的汇总分析，以及ASCOT-BPLA试验，均证实了抗高血压新药如钙通道阻滞剂疗效显著优于老药如β受体阻滞剂。因此，英国临床优化研究所和高血压学会（NICE/BHS）修改了高血压治疗指南，最近公布的《英国高血压》及《JNC-8》均将β受体阻滞剂从高血压治疗一线药物名单中去除。这明显降低了β受体阻滞剂在治疗高血压中的地位，同时受到了广泛关注和一些质疑。

在 Lindholm 汇总分析中，包括13项共105 951例高血压患者，其中多数项目是阿替洛尔，少数项目选择了其他β受体阻滞剂。β受体阻滞剂治疗尽管显著降低收缩压和舒张压，但没有减少主要心血管事件。β受体阻滞剂组脑卒中的发生风险增高达16%，主要是使用阿替洛尔风险增高了26%，其他β受体阻滞剂脑卒中的风险增高不明显，差异无统计学意义；与其他药物比较，β受体阻滞剂组的全因死亡率也略增高（3%），但差异无统计学意义；心肌梗死的风险未见增高。另外7项，包括27 433例高血压患者，β受体阻滞剂与安慰剂组对照，结果显示β受体阻滞剂组脑卒中的发生率增加了19%；结论是：不应该将β受体阻滞剂作为治疗高血压的一线降压药物。

28 β受体阻滞剂真的不再是治疗高血压的一线降压药物吗？

目前认为，阿替洛尔代表β受体阻滞剂的类效应已受到质疑，如同20世纪90时代中期的"CCB风波"，错误地用某些短效CCB代表了所有的CCB。由于阿替洛尔是一种水溶性β受体阻滞剂，难以进入细胞内，因此阿替洛尔一旦从血液中清除，很快就会从心脏中消失，失去对心脏β1受体的阻滞作用。基础研究还显示，长期使用阿替洛尔可增强β2受体与环腺苷酸的偶联效应，从而不但不减弱、反而会显著增强心脏对肾上腺素刺激的反应。其虽能有效降低血压，但不能减少主要心血管事件。在英国老年高血压患者随机临床试验中，与安慰剂组对照，阿替洛尔治疗组血压平均降低18/11 mmHg，但心肌梗死（+3%）、冠心病死亡（+0）、心血管病死亡（-22%）和总死亡率（-3%）均未显著降低。在英国医学研究委员会轻中度老年高血压治疗试验中，与安慰剂组相比，利尿剂治疗组和阿替洛尔治疗组的血压同等程度显著降低（平均降低15/6 mmHg），但利尿剂组主要心血管事件显著减少，而阿替洛尔组缺乏疗效。虽然采用其他β受体阻滞剂单独或作为首选药物治疗高血压的临床试验不多，但仍能显示β受体阻滞剂对治疗高血压有益。

另外，β受体阻滞剂具有不良的代谢影响，而利尿剂也有类似缺点，二者联合不太合理。尽管在ASCOT中β受体阻滞剂效果不佳，但利尿剂的"一线地位"未受质疑，如此看来此缺点并不重要。目前多数人均不主张大剂量、长期联合应用具有相同不良反应的两种药物（如β受体阻滞剂与利尿剂合用），这种治疗方案本身即存在一定缺陷。

抗高血压的一线药物应具备降压效果好、不良反应少、能改善"硬"终点事件，有临床试验［如美托洛尔对高血压动脉粥样硬化预防研究（MAPHY）、STOP-2、卡托普利预防试验（Cappp）］及汇总分析（BPLT）证明β受体阻滞剂具备了上述3个特点。

β受体阻滞剂通过阻断心脏及神经中枢的β受体，减少心输出量，降低外周阻力，兼或抑制肾素释放，既有效降压，又能减少猝死的危险。这种抑制交感活性所产生的心血管保护作用是其他类降压药物所无法替代的，因此《中国高血压防治指南》及多个国际高血压指南均认为β受体阻滞剂仍是治疗高血压的一线降压药物。《2023欧洲高血压指南》也确认β受体阻滞剂为一线降压药，并扩大了其原有的适应证。

29 钙通道阻滞剂在临床应用中有哪些特点？

钙通道阻滞剂（CCB）降低脑卒中的效果明显优于ACEI、ARB和β受体阻滞剂，所以特别适用于以脑卒中为主要结局的中国高血压患者，并且降压效果好。

CCB按其结构特点分为二氢吡啶类和非二氢吡啶类。二氢吡啶类钙通道阻滞剂，有长、短效两种。短效制剂价格低廉，对心脏有一定的不利影响，主要适用于无潜在心力衰竭、冠心病（变异性心绞痛除外）的患者；而长效制剂对心脏无不利影响，以往认为其对心脏的保护作用不如ACEI、β受体阻滞剂、ARB等，但近几年研究认为对心脏的保护作用优于ARB和ACEI。非二氢吡啶类钙通道阻滞剂对心脏传导有一定的负性作用，有房室传导阻滞者慎用，特别适用于伴室上性心律失常者。CCB对肾脏无不利影响，但对肾脏的保护作用不如ACEI、ARB。另外，CCB的安全性相对优于其他降压药，适用人群广，所以2022年国际高血压指南提出，应在缺乏临床实验室检查的高血压患者中首选CCB。

CCB主要不良反应是踝部水肿、头痛、牙龈增生及面色潮红，但是停药后症状很快消失，不会造成永久性伤害。

30 钙通道阻滞剂可分哪几类？

钙通道阻滞剂分为选择性及非选择性2大类，临床常用的选择性钙通道阻滞剂可分为3亚类，即苯烷胺类（如维拉帕米、维拉帕米缓释剂、戈洛帕米）、二氢吡啶类（地平类，如硝苯地平控释剂、贝尼地平、伊拉地平、氨氯地平、尼卡地平、尼卡地平缓释剂、马尼地平、尼伐地平、拉西地平、非洛地平缓释剂、尼莫地平、尼索地平、尼群地平）、苯并噻氮䓬类（如地尔硫䓬、地尔硫䓬缓释剂），其中二氢吡啶类作为降压药物常用。根据产生时期及结构性质，可将钙通道阻滞剂分为3代：第一代，第二代（可进一步分为新剂型Ⅱa和新化合物Ⅱb），以及第三代。

31 第一代短效钙通道阻滞剂具有哪些特性？

第一代短效钙通道阻滞剂具有负性传导和负性肌力作用，使高血压患者心脏病发作的危险增高，还可引起反射性交感神经兴奋，导致心肌耗氧增加和促发心律失常，对心脏有一定的潜在危险，少数引起牙龈增生。对脑卒中的预防效果良好。此类药物价格便宜，与第二代、第三代药物相比，在费用/效益比方面占较大优势。主要用于无心力衰竭、冠心病（变异型心绞痛例外）或无潜在的心脏危险因素的患者。

32 第二代钙通道阻滞剂具有哪些特性？

第二代钙通道阻滞剂又可分为两个亚类，a类基本上为第一代钙通道阻滞剂的缓释、控释制剂，b类则为新的化合物，具有改进的药效学与药代动力学特性。第二代钙通道阻滞剂每日用药次数少，血药浓度较为平稳，而Messerli认为钙通道阻滞剂仅在极高血药浓度时才成为毒物，这仅发生在速释剂型，因此他认为第二代钙通道阻滞剂是安全、有效的。对轻、中度高血压患者疗效较好，并可改善心肌缺血。高血压合并心绞痛的患者，对比服药前后心电图，ST-T 有不同程度改善。

33 第三代钙通道阻滞剂具有哪些特性？

第三代钙通道阻滞剂具有与钙通道复合物特异的高亲和性、高结合位点作用，本身具有长效作用，氨氯地平半衰期达 35~50 小时。其一重要特征是没有因血压突然下降而引起心脏和外周交感神经激活，而这种激活通常被认为是第一、二代钙通道阻滞剂引起的副作用。

氨氯地平能够剂量依赖性地抑制缺氧心肌细胞的 Ca^{2+} 浓度上升，而细胞缺氧时，细胞内游离 Ca^{2+} 浓度上升是导致细胞不可逆损伤的主要原因。氨氯地平还能抑制缺氧损伤的心肌细胞的硬化趋势，因而从另一方面对缺氧损伤的心肌细胞具有保护作用。研究显示，其对损伤后的细胞内游离 Ca^{2+} 浓度、pH 无明显影响，提示用氨氯地平来防治心肌缺血及再灌注损伤应早期应用，以取得较好疗效。氨氯地平可用于稳定型心绞痛患者，尤其是硝酸盐类药物和 β 受体阻滞剂无效者。一些长效 CCB 如硝苯地平控释片（拜新同）、苯磺酸氨氯地平片（络活喜），对冠心病的效果甚至优于 ARB 和 ACEI，但预防心力衰竭的效果不如 β 受体阻滞剂和 ACEI。

在单用 β 受体阻滞剂或噻嗪类利尿剂疗效不佳时，或有肾功能障碍时，或一种药物治疗无效的严重高血压患者，拉西地平是有效的，对非胰岛素依赖型糖尿病患者无有害代谢作用。此外，可能由于拉西地平的抗氧化或内皮素拮抗作用，在体内有抗动脉粥样硬化作用，且不会引起人体内水钠潴留。

34 血管紧张素转换酶抑制剂有哪些临床特点？

目前还没有临床研究认为长、短效血管紧张素转换酶抑制剂（ACEI）有明显疗效差异，国产与合资价格相差悬殊，但疗效并不与价格成正比。ACEI降压效果不如CCB和利尿剂，对脑卒中的预防效果不如CCB和利尿剂，对心脏、肾脏的保护作用较好，对1型糖尿病肾病的效果较好，对2型糖尿病不如ARB。用药初期可使血肌酐升高，升高<30%可继续使用。中国高血压患者的转归主要是脑卒中，合并肾功能衰竭者约10%，死于肾功能衰竭者1%～2.5%。ACEI被广泛应用于高血压的治疗，是唯一具有6个适应证的降压药，其作用机制是此类药物与血管紧张素转化酶结合，从而抑制血管紧张素Ⅱ（AngⅡ）生成，导致缓激肽分解减慢，结果血管舒张，血压下降。过氧化脂质会损伤细胞膜导致细胞死亡，而ACEI可显著降低过氧化脂质，有利于降低高血压并发症。长期临床研究表明：对早期高血压患者进行的以ACEI为基础的抗高血压治疗能使心血管事件的发病率和死亡率的危险性降低。新型的ACEI苯那普利、培哚普利、赖诺普利等具有心肌修复作用，并能防止修复性纤维化形成。血管紧张素转化酶活性的抑制，使缓激肽、前列腺素系统活性增高，抑制胶原合成，对心脏有较好的保护作用。此外，ACEI可扩张肾小球动脉，故能有效降低肾小球内毛细血管压，从而降低肾脏高灌注，减少白蛋白排泄。与其他几类抗高血压药物相比，只有ACEI能减少尿蛋白和改善肾功能。也有人认为，这种对肾的保护作用，可能不单纯是依赖于血压降低，而是因一种独立的机制而产生的。

ACEI不良反应较多，20%～30%的人可发生持续性干咳，有的甚至不能耐受从而被迫停药，少数人换用另一种ACEI时咳嗽可缓解或减轻，色苷酸钠可减轻这一不良反应。ACEI的降压效果不如钙通道阻滞剂和利尿剂，对正常血压者无明显降压作用。

35 选择血管紧张素转换酶抑制剂要注意哪些问题？

在多个高血压治疗指南中，血管紧张素转换酶抑制剂（ACEI）类是唯一具备6个强适应证的降压药，似乎在降压药中是最优秀的。从药理学的角度和少数几个临床试验的结果来看，ACEI也被认为存在降压以外的心血管保护作用，但大多数的临床试验并不支持这一观点。它的降压作用及预防脑卒中的效果不如利尿剂和钙通道阻滞剂，不良反应出现率较高（如干咳），致命性反应虽然罕见，但比其他降压药的要多。对脑卒中二级预防的效果也不如利尿剂（吲达帕胺）和钙通道阻滞剂，但其不干扰血糖、血脂代谢，对肾脏有较好的保护作用。ACEI与利尿剂联合有良好的成本增量效益，是值得推荐的联合用药选择。禁用于双侧肾动脉狭窄患者，尽管这类患者很少，但最好治疗前常规进行肾动脉检查。

36 钙通道阻滞剂与血管紧张素转换酶抑制剂比较的临床试验结果如何？

首先，ALLHAT直接比较了18 102例随机接受CCB氨氯地平（$n=9048$）和ACEI赖诺普利（$n=9054$）治疗患者的心血管事件及其他终点事件。该研究的主要终点为联合致死性冠心病或非致死性心肌梗死；次要终点包括全因死亡、脑卒中、联合心血管疾病（CVD）、终末期肾病（ESRD）、癌症和消化道出血。平均随访时间为4.9年。

结果与既往的研究报告一致，两组间的主要终点、全因死亡、ESRD及癌症发生率未见显著差异。然而，随机接受赖诺普利治疗的患者脑卒中、联合CVD、胃肠道出血和血管性水肿的发生率显著增高，而氨氯地平组心力衰竭的危险更高。

尽管ALLHAT及VALUE试验显示，氨氯地平组较赖诺普利或缬沙坦组心力衰竭发生率更高，提示在降压水平相似的情况下，ACEI或ARB较CCB类药物更有利于预防心力衰竭。ACEI或ARB组有较多的患者同时合并其他治疗，包括某些降压药物的联合使用，使结果变得复杂。但随后的一些研究如硝苯地平控释片治疗冠心病的国际临床试验（ACTION试验）显示，长效CCB预防心力衰竭的效果优于ACEI。冠心病治疗结果评估和临床转化研究（Peace试验）、氨氯地平和依那普利预防血栓事件的研究（CAMELOT试验）则显示长效CCB预防心血管事件也优于ACEI。

一般认为，ACEI的耐受性良好，然而在ALLHAT试验中，两组坚持用药率氨氯地平组明显高于赖诺普利组（5年时，氨氯地平组80.4%*vs.*赖诺普利组72.6%），这可能与副作用的发生是分不开的，ACEI的副作用主要为干咳，CCB主要是踝部水肿；潜在的致死性副作用在赖诺普利组发现了38例，氨氯地平组仅发现3例。大量的临床试验和汇总分析结果均确认，高血压治疗效果或心血管转归最重要的决定因素是血压下降，尤其是对脑卒中更为重要。

CCB与其他降压药物相比，其降压幅度与对照组相同或更少时，预防脑卒中的效果更好，国际29项高血压汇总分析结果也显示CCB预防脑卒中的效果比其他降压药效果更好。

尽管没有研究显示CCB对肾脏有直接的保护作用，但是高血压合并肾病时要求血压下降更多，所以CCB仍然是一种不可缺少的重要降压药。

综上所述，对中国高血压人群而言，CCB比ACEI具有更多优势，尤其是长效CCB是中国高血压人群的最佳选择，对经济条件较差的患者，如果没有潜在的冠心病和心力衰竭危险，短效CCB也是一种较好的选择。

37 血管紧张素Ⅱ受体拮抗剂有哪些临床特点？

血管紧张素Ⅱ受体拮抗剂（ARB）是一类新型抗高血压药物，此类药物作用机制新颖，疗效、耐受性良好。其可以完全阻断血管紧张素Ⅰ（AngⅠ）向血管紧张素Ⅱ（AngⅡ）的正常和旁路转换过程，同时抑制缓激肽的释放，而ACEI只阻断血管紧张素Ⅰ向血管紧张素Ⅱ转换的经典途径。血管紧张素Ⅱ受体分为AT1、AT2受体两种，其中AT1受体分布于血管、心脏、肾脏、大脑、肾上腺皮质，AngⅡ主要作用于此类受体，使血管收缩，交感神经系统兴奋感增加，导致血压升高。而AngⅡ受体拮抗剂就是与AngⅡ竞争性结合AT1受体。LIFE试验认为，ARB存在降压以外的心血管保护作用。但后来的VALUE试验的结果否定了这个假设，ARB的总体效果不如ACEI及CCB。主要适用于需用ACEI，但又不能耐受或已用ACEI，有心功能不全、肾损害（主要是蛋白尿）控制不佳者和合并2型糖尿病肾病者。

第一个较成熟的血管紧张素Ⅱ受体拮抗剂为氯沙坦，每次 50～100 mg，每日 1 次，与依那普利、阿替洛尔、非洛地平缓释片对轻、中度高血压患者降压幅度相同，试验显示患者对氯沙坦耐受性良好，不受剂量、年龄、种族影响。对肾功能正常或不全患者、伴或不伴非胰岛素依赖型糖尿病的老年患者，氯沙坦还有减少蛋白尿的作用。由于氯沙坦对血管紧张素转化酶无抑制作用，因此不会提高缓激肽水平，而缓激肽与血管紧张素转化酶抑制引起的咳嗽有关，该类药物最大的特点就是不引起咳嗽，而缓激肽对心血管具有一定的保护作用。已有临床试验显示，ARB 在降低心血管病危险方面不如 ACEI，降压效果也不如钙通道阻滞剂和利尿剂。禁用于双侧肾动脉狭窄患者，尽管这类患者很少，但最好治疗前常规进行肾动脉检查。

38 α 受体阻滞剂的降压原理是什么？安全性如何？

α 受体阻滞剂，为选择性突触后 α1 受体阻滞剂，能松弛血管平滑肌，产生降压效应。它不影响 α2 受体，不引起明显的心动过速，也不增加肾素的分泌。α 受体阻滞剂可引起体位性低血压。在 ALLHAT 试验中，多沙唑嗪的心血管事件明显多于利尿剂（氯噻酮），因而被提早终止，该药也因此被停产下市。被该类药物价格较贵，用药剂量范围较大。现已不作为一线降压药，主要适用于高血压伴前列腺肥大者及少数难治性高血压患者。

39 什么降压药是高血压治疗的最佳选择？

中国现有高血压患者超 2.4 亿人，目前常用的抗高血压药有 5 大类，100多种，价格悬殊，高血压患者用药每日花费几分至几十元不等。是价格越贵效果会越好、安全性越高、副作用越少吗？答案并非如此。如何才能选择高血压治疗和用药的最佳方案，达到最佳效果？笔者根据国内外大量研究结果提出以下建议，以供参考。

高血压治疗的关键在于血压的降低，在大规模的临床试验中，1 mmHg的血压差就足以使疗效产生显著性差异；其次是危险因素的控制。不同种类的降压药在减少不同的心血管事件上有差异。治疗的目的是减少高血压所致的各种心血管事件（致死和非致死性脑卒中、心肌梗死、心力衰竭、肾功能衰竭等）的发生，需长期服药。

高血压治疗的最佳目标血压为：糖尿病者血压<130/80 mmHg，非糖尿病者血压<140/90 mmHg，老年人血压<150/90 mmHg。最近公布的多个高血压指南提出对所有高血压患者目标血压均为140/90 mmHg，如能耐受最好降至<130/80 mmHg，最好不低于110/70 mmHg。

中国人群高血压的转归主要是脑卒中，有79.8%的脑卒中与高血压有关，只有36%的冠心病与高血压有关，所以预防脑卒中是高血压防治的重点。预防脑卒中的效果：CCB>利尿剂>ACEI>β受体阻滞剂；预防心脏事件的效果：β受体阻滞剂>长效CCB>ACEI>ARB>利尿剂>短效CCB，β受体阻滞剂的效果较ACEI强，但价格远较ACEI低廉。对合并糖尿病、血脂异常、肾功能受损者首选ACEI、ARB。

长效CCB对心脏的保护作用（尤其是冠心病）优于ARB和ACEI，只是在预防糖尿病、血脂异常、肾功能受损方面不如ACEI和ARB。不必担心长效CCB对心脏会产生不利的影响。

利尿剂是轻、中度高血压患者最佳的首选用药，因为利尿剂是最廉价、最安全、最有效的一线降压药。《JNC-8》和《欧洲高血压治疗指南》均强调利尿剂是降压的首选药物，几乎适用于所有的高血压患者，并且可以与包括利尿剂在内的所有降压药联用，一般不建议单独使用，最好与ACEI或ARB联合使用。药品不是越贵越好，如血管紧张素Ⅱ受体拮抗剂（缬沙坦等多种沙坦类药物）效果和安全性并不是最佳的。

利尿剂对糖尿病患者的血糖有不利影响，但在没有糖尿病的患者中，小剂量利尿剂对血糖影响较小。在新发生糖尿病的患者中，利尿剂仍可降低心血管病危险。对于老年人而言，应关注心血管事件的减少，如果在发生糖尿病与死亡之间进行选择，毫无疑问应以生存为第一考虑。当然，应尽可能用小剂量利尿剂。意大利一项研究结果显示，用吲达帕胺（2.5 mg/d）治疗2年，吲达帕胺对高血压患者的血脂、血糖均无明显影响。新型利尿剂，吲达帕胺的不良反应较噻嗪类利尿剂更小，但价格明显较贵。

对难以承担医疗费的高血压患者，选择廉价的利尿剂、短效CCB、国产卡托普利、β受体阻滞剂，以及它们的联合使用，只要降低血压同时也能明显减少脑卒中和心血管病死亡率，也是一个不错的防治策略。

钙通道阻滞剂降压效果、依从性好，预防脑卒中效果最佳，最适合于中国高血压患者，尤其是长效CCB对心脏有良好的保护作用。地尔硫䓬主要适用于高血压伴有房性心律失常，尤其是阵发性心房颤动和心房扑动；硝苯地平（心痛定）价格最低，主要适用于合并变异型心绞痛、无其他心脏并发症的高血压患者；只要经济条件允许，长效CCB是最佳的选择，尤其是在缺乏实验室检查的高血压患者中，考虑首选CCB。

ACEI主要适用于高血压合并糖尿病、肾病、冠心病、心力衰竭者，其降压效果较差，不良反应较多。

ARB价格较高，主要适用于高血压合并肾病、冠心病、心力衰竭、糖尿病用ACEI或β受体阻滞剂、钙通道阻滞剂效果不佳或不能耐受者。

α受体阻滞剂主要适用于高血压合并前列腺肥大者。

最佳配伍是ACEI（或ARB）+利尿剂、β受体阻滞剂+钙通道阻滞剂、钙通道阻滞剂+ACEI（或ARB）。利尿剂是配伍的最佳选择，可与所有的降压药联用。单药大剂量不如几种药合用，60%以上的患者需要两种或两种以上药物联用，这样既可提高疗效、减少副作用，又可降低费用。

高血压治疗的最佳方案，是充分考虑到每一种药的特性，以及患者的临床评估、经济承受能力和个人愿望。

40 什么是单片复方制剂？有什么优势？

单片复方制剂就是将几种常用药物做成1个药片。大多数的高血压患者需要服用2种或2种以上的降压药，为了减少高血压患者的服药量，药品研制者就把几种常用降压药做成1片，这就叫单片复方制剂。

当然也不是随便的把几种药凑合在一起，需要根据药物的作用机制、化学结构和临床特性来组合，还要考虑单片复合制剂使药物产生协同作用，减少不良反应等因素。常用的单片复方降压制剂种类较多，如钙通道阻滞剂与血管紧张素转换酶抑制剂、钙通道阻滞剂与血管紧张素受体拮抗剂、血管紧张素转换酶抑制剂或血管紧张素受体拮抗剂与利尿剂、钙通道阻滞剂与β受体阻滞剂的组合制剂等，还有降压药与降脂药（他汀类药物）的组合单片复方制剂。还有一些现在比较少用的传统复方制剂，如复方降压片、珍菊降压片、复方罗布麻片等，均不建议使用。一般对2级以上高血压患者来说，平稳降压的单片复方制剂是首选。

常用单片复方降压药有替米沙坦氢氯噻嗪片、厄贝沙坦氢氯噻嗪片、氯沙坦钾氢氯噻嗪片、阿利沙坦氢氯噻嗪、缬沙坦氢氯噻嗪片、依那普利氢氯噻嗪片、贝那普利氢氯噻嗪、培哚普利吲达帕胺、培哚普利氨氯地平、缬沙坦氨氯地平片、氨氯地平贝那普利、比索洛尔氨氯地平等。可以根据不同高血压患者的临床情况，选择不同的复方制剂。

由于复方制剂生产成本降低，因此价格就降低了，具有更好的经济学效益；同时也方便患者服用；此外，两种药合在一起，有时还能相互抵消不良反应。复方制剂中的每种药物剂量一般都较小，所以不良反应较少。有研究证实，服药片数越多、服药次数越多，越不容易被患者接受，越容易漏服或拒服，这会严重影响长期治疗效果。单片复方制剂服用方便，这不但提高了降压效果，而且可显著提高服药的依从性，有研究显示其可将降压治疗的达标率提高40%以上。

41 抗高血压药物选择应考虑哪些因素？

未来抗高血压药物的研究将朝着长效化发展，这种长效是通过剂型改变，制成缓释或控释制剂，从而发挥稳定、持久的药效，使患者获得最佳的治疗效果。患者服用长效药物可减少服药次数，易于接受。长效制剂的价格一般都较昂贵，其疗效、安全性和费/效比，都需要长时间和大量的临床研究来证实，切忌盲目追求贵的新药。

患者的依从性对高血压的治疗效果是不可忽视的重要影响因素，依从性高低与患者的文化程度、对健康的投资愿望、药物的不良反应和患者对药费的承受能力等相关。我们观察到药费高低、个人愿望与坚持治疗率有明显的相关性。坚持治疗率即患者的依从性随药费的增高而降低，采用低药费或根据患者愿望选择用药方案，坚持治疗率较高。大部分患者愿意接受或只能承受低药费治疗，仅少部分患者愿意接受高药费治疗。倘若医生不考虑患者的经济承受能力和患者的愿望给予高药费治疗，一旦症状消失或血压稳定，患者就会不规则治疗或放弃治疗，坚持治疗率、血压控制率势必下降。结果只能是高费用、低效益。

2002年的调查发现，我国高血压患者的高患病、低知晓、低治疗、低控制的特点虽然有所改善，但问题仍然严重，在诸多原因中治疗费用是一个重要的影响因素。国内经济还不发达，医疗经费紧缺，药品价格虚高，中国农村约有70%的人看不起病或怕看病，所以需要充分合理利用有限的医疗资源。对于治疗高血压，廉价的利尿剂，不管从医学还是经济学角度，均为首选的降压药，乐于被患者接受，能够明显提高坚持治疗率，做到低投入、高受益。

抗高血压药物选择不仅仅要考虑药物的疗效、安全性，还应考虑服用方便、依从性及费用等。

42 有合并症的高血压患者应如何选用药物?

每一种降压药都有不同的药理学特点和临床效果,不同的药物对不同脏器的保护机制和保护能力也有明显差别。有合并症的高血压患者选用药物时应考虑药物对并发症的影响,不同合并症具体选药有所不同。

(1) 高血压合并糖尿病、血脂紊乱时,宜选用 ACEI 或 ARB,同时有心力衰竭者可用 β 受体阻滞剂。

(2) 高血压合并冠心病时,宜用 β 受体阻滞剂、长效 CCB、ACEI、ARB 等。

(3) 高血压合并心功能不全、心室扩大者,宜用利尿剂、ACEI、β 受体阻滞剂、ARB 和长效 CCB 等。

(4) 高血压合并脑血管病时,首选 CCB、利尿剂,其次为 ACEI、ARB。

(5) 高血压合并肾功能不全者,首选 ACEI、ARB,其次为甲基多巴,也可用 CCB。

(6) 高血压合并外周血管病时,首选 CCB,其次为 ACEI、ARB 或利尿剂,禁用 β 受体阻滞剂。

(7) 高血压合并窦性心动过速,宜用 β 受体阻滞剂、非二氢吡啶类 CCB、ACEI 等。

(8) 高血压合并消化性溃疡者,宜用可乐定,不用利血平。

(9) 高血压合并支气管哮喘、慢性阻塞性肺疾病患者,宜用钙通道阻滞剂,不用 β 受体阻滞剂,但塞利洛尔例外。

（10）高血压伴有潜在性糖尿病或痛风者，不宜用噻嗪类利尿剂、呋塞米等。

（11）高血压伴有精神抑郁者，不宜用利血平或甲基多巴。

43 高血压治疗长期使用同一个降压方案好吗？

高血压是一种需要终身服药治疗的慢性疾病，长期用一种药物或一个治疗方案有副作用吗？降压效果会下降吗？是否需要不断地改变用药？一般来说，任何一种药物都存在一定的不良反应和耐药性，降压药的不良反应主要出现在用药的早期，多在1~2个月。利尿剂和β受体阻滞剂对血糖、血脂的影响随着时间的延长，发生率可能会增加。在多个临床研究中，尽管有血糖增高的趋势，但心血管事件的发生率并没有随着观察时间的延长而增多。所以，需要监测血糖、血脂的变化，必要时调整治疗方案，除非有特殊情况（主要是血压控制不良、出现新的临床情况等），一般不要随意改变治疗方案。调整治疗方案时，需要密切观察血压的变化，一般1周测血压2~3次。

44 什么是高血压急症和亚急症？

高血压急症和高血压亚急症曾被称为高血压危象。高血压急症是指原发性或继发性高血压患者，在某些诱因作用下，血压突然和明显升高（一般超过180/120 mmHg），同时伴有进行性心、脑、肾等重要靶器官功能不全的表现。高血压急症包括高血压脑病、颅内出血、脑出血和蛛网膜下腔出血、脑梗死、急性心力衰竭、肺水肿、急性冠状动脉综合征、不稳定型心绞痛、急性非ST段抬高和ST段抬高心肌梗死、主动脉夹层、子痫等。应注意血压水平的高低与急性靶器官损害的程度并非呈正比，一部分高血压急症并不伴有特别高的血压值，如并发于妊娠期或某些急性肾小球肾炎的患者。如果血压不及时控制在合理范围内，会对脏器功能产生严重影响，甚至危及生命，处理过程中需要高度重视，并发急性肺水肿、主动脉夹层、心肌梗死者，即使血压仅为中度升高，也应视为高血压急症。

高血压亚急症时血压明显升高但不伴靶器官损害，患者可以有血压明显升高造成的症状，如头痛、胸闷、鼻出血和烦躁不安等。相当多的患者有服药依从性不好或治疗不足的问题。血压升高的程度不是区分高血压急症与高血压亚急症的标准，区别两者的唯一标准是有无新近发生的急性进行性的严重靶器官损害。

45 高血压急症时应如何选用药物？

当怀疑高血压急症时应进行详尽的病史收集、体格检查和实验室检查，评价靶器官功能及受累情况，以尽快明确是否为高血压急症，但不要因为对患者进行整体评价而延迟高血压急症处理。尽快应用适合的降压药快速降压：一般在1小时内降低幅度为平均动脉压不超过治疗前水平的25%；在随后的2~6小时内将血压降至较安全水平，一般为160/100 mmHg左右。如果可耐受，在不影响脏器灌注基础上，在随后的2~3天逐步降压达到正常水平。院外可立即含服硝酸甘油，口服硝苯地平普通片（禁舌下含服）、拉西地平、替米沙坦、卡托普利、依那普利、美托洛尔片等。连续监测血压，酌情使用镇静药以消除患者恐惧心理，并立即呼叫120。

46 怎样对重症肾性高血压进行治疗？

在急进型恶性高血压中排除嗜铬细胞瘤、肾动脉狭窄及某些原发性醛固酮增多症，最多见的是肾实质性高血压。降压药物选择参考如下。

（1）袢利尿剂：呋塞米，除有利尿缩容作用外，还有扩张肾血管，增加肾血流，但肾小球滤过率（GFR）不变，在GFR下降时仍有利尿作用，降低肺动脉压，减轻肺水肿。无论对肾衰竭还是心力衰竭，袢利尿剂均优于噻嗪类利尿剂。

（2）α受体阻滞药：盐酸乌拉地尔，既有外周α1受体阻断作用从而扩张周围血管，又有中枢性抑制5-羟色胺（5-HT）A1受体作用，从而降低心血管中枢的交感反馈，使周围交感张力下降，抑制反射性心率增加。有研究将62例慢性肾衰竭合并心力衰竭的患者分为两组：一组用非选择性受体阻滞剂酚妥拉明20 mg+250 mL葡萄糖注射液静脉滴注，另一组用乌拉地尔50 mg+250 mL葡萄糖注射液静脉滴注，虽然血压降低的有效率两药无明显差别，但对呼吸功能及心率的影响乌拉地尔明显优于酚妥拉明。

（3）硝酸酯类药物：硝酸甘油及硝酸异山梨酯静脉滴注时两者的不同之处是，常用量硝酸甘油为50~100 μg/min，硝酸异山梨酯为30~160 μg/min。既有降压又有扩张冠状动脉的作用，小剂量应用降低心脏前负荷，大剂量有降低心脏后负荷作用，降压时因个体反应差异大，用量为 1.8~9.6 mg/h，常用微泵维持 7~14 天，无不良反应，但有时会产生耐受性。

（4）钙通道阻滞剂：尼卡地平静脉滴注，能有效降压，对中度心功能不全的患者，如陈旧性心肌梗死、扩张型心肌病、高血压性心脏病、瓣膜关闭不全，还能改善心输出量（CO），使肺血管阻力下降，肺动脉楔压下降。

（5）α+β受体阻滞剂：拉贝洛尔（柳胺苄心定）静脉用药降压疗效优于口服，或口服阿罗洛尔（阿尔马尔），由于其主要从肝脏代谢，因此当肾功能不全时应慎用。

（6）新型降压药：沙库巴曲缬沙坦比血管紧张素转换酶抑制剂和血管紧张素受体拮抗剂效果更好、更安全。钠-葡萄糖共转运蛋白2（SGLT-2）抑制剂也具有协调降压及保护肾功能的作用。

对继发于系统性疾病的肾病（如狼疮肾炎、硬皮病肾病等），病理表现有严重弥漫性间质炎症和纤维化易发展成肾衰竭者等的顽固性高血压，可选择药物有：①ACEI（依那普利），降压常有特效；②钙通道阻滞剂，尼卡地平、地尔硫䓬等多种药物联合使用。

47 急性心血管综合征合并高血压应怎样治疗？

急性心肌梗死、不稳定型心绞痛或肺水肿时常伴血压骤升，此时应首选硝酸酯类药物，以降低心肌耗氧，改善心内膜下缺血，改善缺血周围血供。对硝普钠（SNP）单用或与硝酸酯类联合降压观察发现，单用 SNP 疗效不及 SNP 与硝酸酯类联合用药。

一项对 20 例冠状动脉旁路移植（搭桥）术后比较，在用 SNP 及硝酸酯类血压下降幅度相同时，SNP 使冠状动脉灌注下降，"盗血"加重，对冠状动脉术后心内膜下血供改善不及硝酸甘油，治疗肺动脉高压及肺内分流也不及硝酸甘油。因此对高危冠心病患者，SNP 不作为首选药。此外，β 受体阻滞剂或 α1+β 受体阻滞剂与上述药物有协同降压并能降低心肌耗氧作用。

48 主动脉夹层动脉瘤合并高血压应怎样治疗？

当高血压患者出现剧烈的（有时并不剧烈）持续性胸痛、腹痛时，应警惕主动脉夹层动脉瘤（AD）。主动脉内膜撕裂是高血压的严重并发症之一，有 70%~90% 的 AD 并存高血压，预后极差。未及时治疗的 AD 最初 24 小时内每小时病死率约为 1%，50% 的患者在 1 周内死亡，90% 在 1 年内死亡。有 50%~67% 由于夹层引起瓣环受累扩大致主动脉严重反流、心力衰竭。紧急降压主要选择：静脉滴注尼卡地平 10 mg+200 mL 生理盐水或 2 mg 静脉内注射，再静脉滴注维持，同时辅以拉贝洛尔 100 mg+200 mL 生理盐水静脉滴注；乌拉地尔 25 mg+20 mL 生理盐水静脉内注射后，再给予乌拉地尔 100 mg+（250~500 mL）生理盐水静脉滴注；也可用硝普钠控制血压后改口服硝苯地平及 β 受体阻滞剂。

争分夺秒地迅速降压、镇静、止痛、保持大便通畅、控制心力衰竭，尤其防止近端（Stanford A 型）夹层血肿破入心包、胸腔或腹腔。必要时行外科人造血管置换术，效果可能优于内科保守治疗。对远端降主动脉病变（Stanford B 型），可考虑支架介入治疗。

稳定期的血压控制至关重要，最好将血压控制在 120/80 mmHg 以内，心率控制在 75 次/分以下。

49 什么是代谢性高血压？治疗有何特点？

原发性高血压，若合并血糖、血脂和尿酸的异常，临床上称之为"代谢性高血压"。其发病率在原发性高血压患者中高达60%左右。由于肥胖、血糖异常、血脂异常都是动脉粥样硬化的独立危险因素，与原发性高血压关系密切，常相互影响，故在治疗时应一并考虑。单纯降压治疗并不能改善相伴随的代谢紊乱，相反有的降压药还会加重代谢紊乱，致使患者自觉症状加剧，血压反复波动。

对代谢性高血压，首先应考虑非药物疗法，如改变不良的生活习惯、戒烟、控制饮酒、减肥、适当的体育锻炼等，这些都可明显改善胰岛素抵抗、减轻动脉粥样硬化的程度、降低心血管疾病的危险性。

降压治疗时要谨慎使用利尿剂和β受体阻滞剂，尤其是大剂量使用。对肥胖患者选择脂溶性药物效果更好，如福辛普利、雷米普利、尼莫地平等。若有胰岛素抵抗，可选择血管紧张素转换酶抑制剂或血管紧张素Ⅱ受体拮抗剂，如洛汀新、氯沙坦等。或选用长效二氢吡啶类钙通道阻滞剂，如氨氯地平、硝苯地平缓释片、贝尼地平、伊拉地平、硝苯地平缓释片（Ⅰ）（圣通平）等。

另外，还应配合选用具有改善胰岛素抵抗的降糖药，如二甲双胍等；如果甘油三酯高，可选用贝特类降脂药如吉非贝齐（诺衡）、非诺贝特等；低密度脂蛋白胆固醇高可选用他汀类降脂药如辛伐他汀、洛伐他汀等，亦可选用血脂康、脂必妥等中成药。

50 为什么要对危险因素进行综合控制？

高血压的新定义认为，高血压不仅是一个血流动力学异常的疾病，还是一个渐进发展的心血管综合征，由多种复杂和相关的因素导致。大部分的高血压患者常常同时合并腹型肥胖、血糖和血脂紊乱等，即代谢综合征（MS），往往有几种危险因素同时存在。其他的心血管危险因素包括性别、年龄、家族史、吸烟、左室肥厚、高尿酸血症、微量蛋白尿和心率增快等，后5个属于可变的危险因素。这些因素相互关联，互相叠加，加速了并发症的发生发展。在保证有效控制血压的同时，还要尽可能地积极干预并存的其他危险因素，要将血压降低到更低的水平，如控制血糖、纠正脂质代谢紊乱、减肥等。糖、脂代谢紊乱的危险强度，对脑卒中而言，远比高血压弱；对冠心病而言，其强度仅次于高血压。

高血压合并血糖、脂质代谢紊乱时，如选择理想的降压药并同时治疗血糖、脂质紊乱的费用是很高的，不是一般经济收入的人所能接受的。选择药物时必须考虑患者的实际承受能力，抓住最重要的问题——必须有效降压，并提醒患者注重生活方式的改善。

阿司匹林或其他抗血小板药物的应用已被证明可明显减少冠心病和脑血管病的致死性和非致死性事件的危险。根据HOT研究，如果血压已得到严格的控制，或者是高危冠心病的高血压患者，在没有胃肠道和其他部位出血危险情况下，推荐较小剂量的阿司匹林治疗是有益的。对于血压未控制好的高血压患者，服用小剂量阿司匹林可使脑出血的危险增加，只有在血压有效控制的前提下，小剂量阿司匹林治疗才能有更多获益，阿司匹林治疗的总体效果女性获益超过男性。

51 代谢综合征的诊断标准及流行病学有哪些？

国际与国内对于代谢综合征（MS）的诊断标准有所不同。

（1）国际糖尿病联盟（IDF）关于MS的诊断标准：基本要求是

中心性肥胖（对华人定义为男性腰围≥90 cm，女性≥85 cm）；尚有下列两个或更多成分。高甘油三酯（TG）血症（TG≥1.7 mmol/L）或针对这种血脂异常进行过特殊治疗；低高密度脂蛋白胆固醇（HDL-C）血症（男性 HDL-C<1.03 mmol/L，女性 HDL-C<1.29 mmol/L）或针对这种血脂异常进行过特殊治疗；血压升高（收缩压≥130 mmHg 或舒张压≥85 mmHg 或已确认为高血压并治疗者）；空腹血糖（FPG）升高（FPG≥5.6 mmol/L）或已诊断 2 型糖尿病。

（2）中华医学会糖尿病学分会建议 MS 诊断标准：具备以下 4 项中的 3 项或全部者。①超重和（或）肥胖 [体重指数（BMI）≥25 kg/m²]；②高血糖 [FPG≥6.1 mmol/L，和（或）餐后 2 小时血糖≥7.8 mmol/L，或已确诊为糖尿病并治疗者]；③高血压 [SBP≥140 mmHg，和（或）DBP≥90 mmHg，或已确诊为高血压并治疗者]；④血脂紊乱 [空腹血 TG≥1.7 mmol/L，和（或）空腹 HDL-C 男性<0.9 mmol/L，女性<1.0 mmol/L]。

流行病学调查表明，MS 的发病率在世界范围为 2.4%～35.3%，我国为 15%，近年发病率有上升趋势，以老年、肥胖者多见，男性多于女性。我国 MS 合并高血压者 75.4%，在 MS 的各个成分中，高血压对心血管系统的危害最大，其次是糖尿病。MS 的转归与高血压相类似，在西方以冠心病多见，在中国则主要是脑卒中，所以在干预时应主要关注脑卒中。

52 如何对高血压合并代谢综合征患者进行治疗？

由于 MS 的每一项指标都可以明显地影响高血压，并且每一项代谢异常均与动脉粥样硬化的发生密切相关。存在 MS 的组分越多、程度越重，危险性越大，所以对于 MS 合并高血压患者的治疗，其 MS 的诊断对高血压临床治疗有指导性意义。

（1）代谢综合征患者的降压治疗不仅要尽可能将血压控制在较低水平，而且要尽可能改善胰岛素抵抗。不同种类的降压药物对改善胰岛素敏感性不同，例如 β 受体阻滞剂降低胰岛素敏感性，但兼有 α 受体阻滞作用的 β 受体阻滞剂卡维地洛则增强胰岛素敏感性。许多大规模、随机双盲临床试验的结果表明，ACEI 或 ARB 能显著减少 2 型糖尿病的新发生率，能增强胰岛素敏感性。

（2）采用健康的生活方式对改善胰岛素敏感性有良好临床效果，并具有良好的经济学效益。例如减轻体重、合理的饮食控制、适量运动等。适量运动应包括 4 个方面：①要有适当的运动方式；②要有适当的运动强度；③要有适当的运动时间；④要有适当的运动目标，并将运动列为 MS 的一线治疗，并贯穿于 MS 综合干预的始终。

（3）采用药物改善胰岛素敏感性途径，胰岛素增敏剂，能有效降低代谢综合征患者的血压，有助于血压控制。噻唑烷二酮类（格列酮类）或双胍类降糖药在治疗 2 型糖尿病或糖耐量异常患者时，无论与安慰剂比较或与其他降糖药物比较，都能使收缩压与舒张压轻度下降。虽然噻唑烷二酮类有助于血压的控制，但心血管病的获益是中性的，而对于双胍类，心血管病的获益是有益的。

（4）代谢综合征有很高的心血管危险，仅仅降压治疗是不够的；但降压治疗却是最重要的，应尽可能地进行多重心血管危险因素的协同控制。

53 什么是高血压疫苗？

高血压控制不佳的原因之一就是传统的口服降压药需要每天服

药，容易漏服，依从性差，所以从20世纪50年代开始，科研人员为了减少服药次数，就在不断尝试研发抗高血压疫苗。研究出来的多种高血压疫苗均不尽如人意，目前只有血管紧张素Ⅱ受体拮抗剂进入Ⅱ期临床试验，有望上市推广应用。

高血压疫苗与其他疫苗相似，通过注射疫苗来达到控制高血压的目的，是高血压治疗的一种新方法新药物。根据高血压的发病原理，肾素-血管紧张素活性增高是一个重要的环节，高血压疫苗就是向患者体内注入药物，通过刺激体内免疫系统生成血管紧张素抗体，产生抑制血管紧张素的作用从而降低血压。高血压的发病机制有多种，肾素-血管紧张素活性高只是其中一种，目前该疫苗对其他作用机制引发的高血压效果不理想，以后会有针对其他机制的疫苗产生，所以该疫苗只适用于部分高血压患者，不能完全取代降压药。

该疫苗的优势是半衰期长，可达17周，每年注射3~4次，起始每1、3个月注射1次，以后每4个月左右注射1次，注射第3次后一般降压幅度可达25/13 mmHg左右。与口服药相比，这避免了每天服药的烦琐，所以依从性高，易于被患者接受。需注意，即使患者接种了该疫苗，也要经常监测血压。

绝大多数疫苗是预防性的，而高血压疫苗是一种治疗性疫苗，接种前与接种其他疫苗一样，有感冒、发热、头痛、腹泻等不适症状时应暂缓接种。疫苗注射后，少数人有类似轻度感冒样反应，一般无须特殊处理。

由于还没有上市广泛使用，有些问题还需要时间来回答，首先是与传统降压药相比，高血压疫苗的降压幅度、起效时间、降压的稳定性还不清楚；其次是高血压发病机制多样、复杂，疫苗仅阻断肾素-血管紧张素-醛固酮系统（RAAS），理论上是不能替代其他类型如钙通道阻滞剂、利尿剂等口服药物，应该有高血压的强适应证；

最后是否会出现免疫逃逸、免疫耐受及个体化差异、自身免疫损伤、安全性、经济学效益等情况，这有待进一步探索。

目前该疫苗还处于临床研究阶段，没有上市，预计每针 1000~2000 元。

54 如何评估高血压的心血管危险性及治疗的经济学效益？

高血压患者心血管并发症（如脑卒中、心力衰竭和心肌梗死等）的危险性主要取决于血压水平，同时也受到其他危险因素的影响。临床试验也证实心血管疾病（CVD）绝对危险决定了抗高血压治疗的获益机会及对降压药物的选择。例如对很低危的高血压患者进行药物治疗，药物的不良反应与治疗效果相互抵消，净效益可能为零，反而造成不必要的资源和经济浪费，而对高危患者只要降低血压，就能获得良好效果。中国高血压人群的预后主要是脑卒中，单纯降压预防脑卒中效果良好，而预防冠心病则需要干预更多的其他危险因素，也就是需要更高的成本。

抗高血压治疗的同时是否应用他汀类药物和阿司匹林，应在评估 CVD 和冠心病（CHD）绝对危险后方可进行，因为他汀类药物和阿司匹林的不良反应较降压药更多，其效果主要是预防冠心病（心肌梗死），而预防脑卒中的效果不明显，尤其是他汀类药物价格较高。

55 如何评价高血压患者绝对危险的重要性？

高血压患者绝对危险主要包括脑卒中、心肌梗死、心力衰竭和肾功能衰竭。抗高血压治疗可减少所有心血管并发症危险的 25%，获益机会是由发生心血管并发症绝对危险和相对危险减少的乘积来决定的；在所有临床试验中 CVD 事件的相对危险减少均相似，为 25%，而绝对危险减少与治疗获益间呈直线相关性，因此在治疗高血压时，是 CVD 绝对危险而不单是高血压本身决定了获益的可能性。如对 10% 的低危患者 25% 获益机会，效益为 2.5，而对 30% 的高危患者同样是 25% 获益机会，效益为 7.5，是前者的 3 倍。如果是同样的投入，同样的获益机会，效益则完全不同，治疗高危高血压患者的绝对获益和成本/效益最好，即使投入较高的成本也物有所值。

所以，中、高危高血压患者是治疗的主要对象，低危高血压患者进行药物治疗前首先应评估风险/效益，改善生活方式才是其主要措施。

56 如何评价抗高血压治疗的危害性？

抗高血压治疗与其他治疗一样，有得也有失，其危害性尽管少见而轻微，但仍具有某些严重的不良反应，甚至还有致命的危险，如 ALLHAT 中赖诺普利引起神经血管性水肿而导致死亡 1 例。利尿剂和 β 受体阻滞剂，可引起糖脂紊乱，利尿剂还可致低血钾，而且对于 CVD 低危和高危患者发生不良反应的机会均相等。当抗高血压治疗的获益远远大于抗高血压药物的不良反应时，抗高血压药物的不良反应如果早期发现并调整药物治疗，其危害性也是可以减少或避免的。所以，笔者建议根据高血压指南，高血压患者尽早治疗并早期达标。

57 如何评估高血压的危险性？

评估高血压的危险性，不仅要看血压的绝对值，还要权衡 CVD

的所有主要危险因素，如 Framingham 这样的大型前瞻性流行病学研究衍生出的危险公式采用了年龄、性别、收缩压、糖尿病、血脂紊乱、肥胖、缺乏体力运动、微量蛋白尿、早发心血管病家族史、吸烟史，以及心肌肥厚等来计算 CVD 和 CHD 的危险，使临床医生能早期正确地预测高血压患者的绝对危险。

高血压患者存在种族差异，故各个国家对高血压危险性的评估和治疗目标也存在差异。在英国 CHD 和 CVD 危险在数量上并不相等，其比率为 4:3，《英国高血压指南》推荐高血压的治疗目标不超过 10 年期间 CHD 危险≥15%，等同于 CVD 超过 10 年≥20%。在中国高血压患者中 CVD 危险主要是脑卒中，而不是 CHD，脑卒中与心肌梗死之比为 4:1，高血压的治疗目标是超过 10 年 CVD 危险≥20%，而不是 10 年期间 CHD 危险≥15%。

总之，高血压的危险性主要取决于血压的分级和危险分层。分级的影响因素较多，分层相对比较稳定，所以危险分层的意义大于分级。越是高危高血压患者，越要尽早治疗，尽早控制血压。

58 如何看待降压药药价与治疗效益？

高血压属于需要终身治疗的慢性疾病，在治疗过程中许多人（包括医生和患者）都存在不少误区，对此必须予以重视。

例如，患者在应用降血压药物时，常常按一般的价格规律区分药物优劣，有钱尽量用贵药，没钱就用廉价药，条件好、信息灵的用新药，反之用老药，其实疗效并非如此。如 α 受体阻滞剂与利尿剂相比，前者价格较后者高上百倍，而效果远不如后者，尽管利尿剂是最廉价的老降压药，但在许多大规模临床试验中却显示出很好的效果。ARB 与 ACEI 相比更新、更贵，但经过许多大规模临床试验证实，并不那么理想。切勿轻信商家的广告宣传。

大多数新药都是比较贵的，但新药、贵药并非都是好药，经得起长期临床考验的老药才是真正的好药。患者应选择降压效果稳定、服用方便、副作用少、经过许多大规模临床试验证实确能减少心脑血管事件、价格适宜的药物。

59 如何选择服药时间？

多数高血压患者的血压在清晨醒后变化最大，上午 9~10 时、下午 3~5 时，血压较高。传统的服药方法没有考虑患者的血压变化规律，只是单纯地考虑降低血压，结果使清晨时的血压控制不理想，而下午和夜间的血压常偏低。最好的服药方法是根据自己的血压变化规律（根据家庭自测血压或 24 小时动态血压）及药物的半衰期决定服药时间，以达到较好的谷/峰比值，使 24 小时的血压相对稳定，这样才能较好地预防心血管事件的发生。如长效制剂多数适合每天清晨醒后一次性服药，这样可有效地防止清晨醒后的血压剧烈变化，使血压处于比较平衡的状态，因此效果较好。

60 如何看待降压速度和降压水平？

有些人错误地认为，一旦发现高血压，特别是有症状的高血压，就应该立即开始降压治疗，忽视一些必要的检查，只求尽快把血压降到正常范围，其实降压过快、过低并不是正确的方法。一些高血压患者希望血压降得越快越好，这种认识是错误的。如舌下含服硝苯地平（心痛定）时，血压降得过快或过低，会使患者感到头晕、乏力，还可能诱发脑血栓形成、心肌缺血加重等严重后果，自2008年起强调禁止舌下含服心痛定。除急症高血压外，一般2~8周使血压达标即可，大规模临床试验中指的早期降压是2~8周使血压达标。60岁以上的老年人，一般均有不同程度的动脉硬化，这样的患者偏高的血压（<150/90 mmHg）反而有利于心、脑、肾等脏器的血液供应。2018年《中国高血压防治指南》中对大于80岁的老年人，只要求血压降到<150/90 mmHg 即可；2018年《欧洲高血压指南》及《JNC-8》也认为老年人血压<150/90 mmHg 即可，对于糖尿病、肾功能不全者同样要求血压降至<140/90 mmHg，如能耐受可进一步降至<130/80 mmHg，不建议低于110/70 mmHg。如果不顾年龄及患者的具体情况，一味要求降压到"正常"水平，势必影响上述脏器的功能，反而得不偿失。正确的做法是根据患者的年龄、脏器的功能情况，逐步将血压降到适当的水平，特别是脑卒中急性期，不可盲目降低血压。

61 为什么要重视高血压患者的综合治疗？

在治疗高血压时，单纯依赖降压药，忽视综合性的治疗，尤其是忽视改善不良生活方式，这样往往疗效较差，或者需要更多地服用降压药。高血压的病因复杂，往往伴有多种心血管危险因素，治疗也需要采取综合性的措施，否则就不可能取得理想的治疗效果。除选择合理的降压药物外，尽量干预已知存在的可变危险因素及改变不良生活方式，如饮食宜少盐、适当参加文体活动、避免情绪激动、保证充足睡眠、肥胖者应减轻体重等。同时应根据个体的血脂、血糖、尿酸水平和血液黏稠度，适量服用降脂、降糖、降尿酸等药物，以减慢心脑血管动脉粥样硬化速度。血液黏稠度过高的患者发生脑梗死的可能性大，应养成适量多饮水的习惯。尤其是预防冠心病，仅仅降压是远远不够的，必须同时干预并存的其他危险因素，少数患者需要服用抑制血小板聚集的药物，如阿司匹林等，这样可减少心肌梗死、脑血栓形成。

62 高血压患者降压效果差的原因有哪些？

有的高血压患者，服药几个月，血压下降不理想或不稳定，其主要原因如下。

（1）对高血压的危害和长期治疗的必要性认识不足，不按医嘱服药、未坚持服药，以自觉症状的有无和轻重随意增减药物及剂量。对策：加强健康教育，让患者自己高度重视，认真对待。

（2）忽视原发病或伴随疾病的治疗，继发性高血压占比较高。在诊断高血压时，要尽量查清原因和相关的原发疾病，尤其是对于发病年龄较年轻、突然血压增高者，应考虑继发性高血压，颈椎病、失眠、焦虑症等都会影响血压的稳定性。

（3）因知晓率低，对高血压的诊断、危害认识不清，而未能接受及时治疗或治疗不规律，对降压要求了解不足，以及未能选择最适合的药物以致接受不合理治疗等。

（4）高血压患者除血压过高外，往往还伴有多种代谢紊乱，这些代谢紊乱并非对任何药物的反应都是一致的。在各种特殊靶器官损害机制中，除许多共同机制外，特殊器官可能还有自己独特的损害机制，从而导致不同药物在同样降压的前提下，效果不同。例如在对比β受体阻滞剂对脑卒中影响（ASCOT，即盎格鲁-斯堪的纳维亚心脏终点试验）的研究中，β受体阻滞剂不如其他降压药的作用好（RR=1.2）；而对比血管紧张素转换酶抑制剂（ACEI）与其他降压药疗效的研究（PROFESS试验，即二次卒中预防方案试验）结果则显示，ACEI更优（RR=0.72）；有关ARB与CCB治疗糖尿病肾病及心肌梗死疗效的研究显示，ARB优于CCB。

（5）用药不当。不同的高血压患者，临床情况不同、对药物的依从性不同，因而对药物的选择不同，疗效也不同。抗高血压药物种类繁多，机制复杂，不同厂家生产的同种药物，价格悬殊，各有特色。贵药未必效果就好、不良反应少，只有最好的选择，没有最好的药物。尽量采用长效降压药。不要喜新厌旧、道听途说和迷信广告，选药原则是以较小的剂量达到目标血压。约60%的患者需要联合用药。

（6）睡眠呼吸暂停综合征，尤其是肥胖、脖子短、夜间打鼾厉害的患者容易出现夜间睡眠呼吸暂停现象，这会导致夜间血压、清晨血压升高，加重心脑缺血。

（7）忽视健康的生活方式，过分依赖药物治疗，未消除诱因。所有高血压患者，都必须采取健康的生活方式，这是一种经济有效的降压措施。采用健康的生活方式，可使血压下降5~10 mmHg，甚至更多。

63 管理高血压患者心率的重要性是什么？

交感神经过度激活是高血压重要的发病机制之一，中国高血压人群心率高的比例较多，心率高的患者预后更差。循证医学和荟萃分析显示，β受体阻滞剂具有明确的降压疗效和心血管保护作用，支持β受体阻滞剂在高血压治疗中降压的地位，它可作为初始和维持用药的选择。β受体阻滞剂尤其适用于交感神经活性增高及高动力状态的单纯高血压患者，以及伴有快速性心律失常、冠心病、慢性心力衰竭的高血压患者。对各类高血压患者均要进行血压和心率管理，血压达标的同时，应关注心率达标，尽量将心率控制在55～70次/分。

第七章

高血压与脑血管疾病

郑国燕　董广卫

脑卒中分两大类，即缺血性脑卒中与出血性脑卒中。

高血压是脑卒中的最常见、最强烈的危险因素，尤其是出血性脑卒中，高血压是其唯一的独立危险因素。

有效控制高血压即可有效控制脑卒中，同时控制并存的其他危险因素能进一步降低脑卒中的发生。

同样有效控制血压的情况下，降低脑卒中风险时钙拮抗剂优于β受体阻滞剂和其他降压药。

1 脑卒中有几种类型？

脑卒中（俗称"中风"）大体上分两大类，即缺血性脑卒中与出血性脑卒中。

缺血性脑卒中是由脑血管内斑块或血栓形成，阻塞了脑动脉，影响了脑组织的血液供应；或者血液内有栓子，随着血流阻塞了相应管径的血管，造成了脑组织缺血。这占脑卒中的85%左右，主要原因有脑动脉粥样硬化和心源性栓塞。如某些心脏患者心腔内的血栓脱落后，其栓子随着血流阻塞了相应的脑动脉，阻断其血流。此外，有时脑血管没有真正堵塞，只是脑血管痉挛，或动脉内的微栓子脱落及脑动脉周围组织压迫动脉造成短暂的脑缺血发作，俗称"小卒中"。

出血性脑卒中是一种脑内血管破裂，血液流出到脑内，局部形成的脑血肿，又称脑出血或脑溢血。出血性脑卒中的主要原因有脑动静脉畸形、脑动脉瘤、肿瘤、脑淀粉样血管病，还有妊娠、烟雾病；由于大脑浅表部位的血管破裂，血液溢出到脑表面的蛛网膜下腔或脑室内，被称为蛛网膜下腔出血。

不管哪种脑卒中，高血压都是其最重要的诱发因素。

2 高血压对脑血管的危害有哪些？

高血压是公认的脑血管病的首要而且是最强烈的危险因素，无论是收缩压还是舒张压升高，均对脑血管病的危害性很大。在我国，80%的脑血管病患者发病与高血压有关。统计表明，86%的脑出血和71%的脑梗死患者都有高血压病史，尤其是脑出血，高血压患者发生脑血管病的概率是血压正常者的4倍。无论是缺血性脑血管病还是出血性脑血管病，其发生均与收缩压、舒张压和平均动脉压呈直线关系。血压控制不佳或不恰当地使用降压药引起血压波动等，都容易引起脑血管病。研究表明，高血压是脑血管病最主要的独立危险因素，尤其是出血性脑卒中，高血压是唯一的独立危险因素。有效控制高血压可以显著降低脑卒中的发病率和死亡率，对脑血管病患者进行降压治疗，可以明显降低致死性和非致死性脑卒中的复发率。因此，高血压与脑卒中的发病、复发都有紧密关系，是各种类型脑卒中发生的主要诱因。近10年来由于高血压知晓率、治疗率、控制率的提高，脑卒中的发病率有所下降，主要体现在脑出血的发病率明显降低。

3 怎样看待高血压引起脑卒中？

长期的高血压可导致脑小动脉管壁发生病变：管腔狭窄、内膜增厚、血管壁弹性减退、血管硬化，直至脑血管进一步狭窄或闭塞时，脑血栓形成，脑组织缺血缺氧。高血压还可引起微小动脉瘤，当血压骤升时，可使已经变硬而脆弱的脑血管破裂，发生脑出血。研究发现，收缩压与舒张压的升高都与脑血管病的发病及死亡率有直接关系，但收缩压与脑卒中的关系比舒张压更密切。收缩压>150 mmHg者，发生脑血管病的相对危险性是收缩压≤150 mmHg者的2.8倍，而舒张压>90 mmHg者，其危险性是舒张压≤90 mmHg者的1.9倍。

4 脑卒中时应如何降压治疗？

高血压患者在24小时内血压下降超过平时血压的14%左右时易

发生脑梗死。由于高血压患者脑血流量自动调节范围为 90~200/60~120 mmHg，过高、过低都会造成不良后果。当血压急剧上升至>200/120 mmHg 时，脑血流骤升会引起脑水肿。因此，在脑梗死急性期，血压>220/120 mmHg 时应降压，如使用以利尿剂为基础，同时静脉用拉贝洛尔、依那普利或地尔硫䓬的方案。否则，过高的血压加重梗死周围缺血带的脑水肿，不利于脑梗死的恢复，紧急溶栓治疗也要及时用 CT 监控，以免发生梗死周围缺血带出血。

溶栓治疗前应保持血压在稍低水平（<220/120 mmHg，>180/105 mmHg），以防止由于血压过高引起出血的可能。由于急性脑卒中后最初 24 小时血压波动最大，血压由代偿性升高到逐步下降这一段时间内应严密监测血压，缓慢降压。当发现血压下降过低时，应立即扩容或应用肾上腺素 0.1~2 mg/h，多巴酚丁胺 5~50 mg/h，使血压回升到安全范围。当颈动脉狭窄>70%时，尤其双侧均有狭窄的患者，收缩压降至 150~169 mmHg 最佳，>170 mmHg 或<130 mmHg 时脑卒中危险度均较高。

脑出血与脑梗死不同，脑出血根本始动原因是血压过高，必须紧急降压。严禁用任何血管扩张剂，以防加重脑水肿及颅内高压导致脑疝压迫脑干，一般来说 170~200/105~110 mmHg 时就应考虑降压。>200/110 mmHg 时必须立即治疗，防止出血加重，在 6~12 小时内逐步下降至≤25%。血压过低会引起同侧或对侧缺血性脑梗死。此外，蛛网膜下腔出血（SAH）常为脑动脉瘤破裂所致，最初 21 天内应用尼莫地平可改善预后，降低迟发性神经功能损伤的发生率，降压可使动脉瘤闭塞。与脑梗死和脑出血不同，尼莫地平是相对特效药，可防止脑血管痉挛引起的缺血。

5 血压不高也会发生脑出血吗？

尽管高血压是脑出血最强烈的而且是唯一独立的危险因素，但是也有部分患者血压不高也会发生脑出血，其脑出血不是由高血压直接引起，而是由血管壁和血管结构的异常，以及血液成分的变化所导致。主要见于脑血管畸形、脑动脉瘤、脑动脉淀粉样变性、脑肿瘤、血液病等原因。脑血管畸形是较常见的原因，约占非高血压性脑出血患者的25%。脑血管畸形以动脉畸形多见，这些血管形态走行极不规则，常有节段性扩张，血管壁的弹力纤维不连续，血管平滑肌发育不良，甚至完全由弹性差的纤维组织所代替，故容易破裂。脑血管畸形可通过脑血管造影或磁共振早期发现。脑动脉淀粉样变性是自发性脑叶出血的常见原因，约占脑出血的5%~10%；由于血管壁间质的淀粉样变性，会造成血管壁变脆、弹性变弱。其他如脑肿瘤、凝血障碍、再生障碍性贫血、血小板减少性紫癜、血友病、真菌性脑动脉炎、钩端螺旋体性脑动脉炎等，均可诱发脑出血，共占10%。

6 何谓脑卒中的一级预防和二级预防？

脑卒中的一级预防是通过消除尚未发生脑卒中患者的病因，达到最大限度减少发生脑血管疾病的目的。其中，积极的治疗高血压极为重要，因为高血压是终身疾病，所以需要终身治疗。指南建议，任何年龄者的血压以控制在120~130/80~85 mmHg为理想目标。建议高血压患者要学会自己测量血压，尽量做到合理选择降压药。要适当运动、合理饮食、控制情绪。糖尿病患者也要积极治疗，应学会自己测血糖，掌握饮食定量，掌握降糖药，进行合理运动。冠心病患者要掌握预防治疗冠心病的知识，控制血脂、戒烟限酒等，以达到减少发生脑血管病的目的。

脑卒中的二级预防是指对于已经发生腔隙性脑梗死、脑卒中或脑出血的高血压患者，及时控制血压，有针对性地使用抗血小板聚集药物，及时发现和消除脑血管病危险因素，积极查找诱因。对于患有心脏病合并心脏血栓的患者要进行抗凝治疗，以防栓子突然脱落造成脑栓塞。治疗关键是坚持服药、控制血压、干预危险因素、防止复发、积极进行康复锻炼。

7 脑卒中服药误区有哪些？

发生脑卒中后，有些患者常会进入一些误区，归纳如下。

（1）脑卒中是阶段性的，症状减轻了就可以不吃药了。

（2）脑卒中康复期治疗的目的不明，上次脑卒中"治好"就可停药，忽视长期用药，忽略脑卒中再次发生的可能性。

（3）大约33%的患者为腔隙性脑梗死或轻度脑卒中，可以在短期内几乎完全恢复到正常情况。有些患者会采用偏方，可能会因此自认为某些偏方有特效，从而放弃经过科学验证的正规有效的治疗方案。

（4）有些患者认为"是药三分毒"，过于在意药物的毒副作用，忽视了药物的正常药理作用。这会导致症状消失就不再坚持服药，而停药后血压升高，可导致脑卒中复发，致使患者不得已而再次服药治疗，结果耽误了时间，加重了病情。故对于各种药物的药理作用和毒副作用要权衡利弊，选择性应用，而一般来说，药物的毒副作用与药物治疗的获益相比，危害要小得多。

第八章

特殊类型的高血压管理特点

陈春晖　何港隆

特殊类型的高血压主要指不同年龄段、特殊时期及合并特殊疾病的高血压。

特殊类型的高血压，在诊断、治疗、生活方式干预和预后方面与普通高血压的有明显的差别，所以其管理方式也有所不同。

儿童、青年与老年高血压的预期寿命不同，生活社会环境不同，药物治疗也有一定的差别。妊娠高血压的药物治疗有明显的局限性，还有占高血压人群中5%~15%的内分泌腺高血压也有其特殊性。

1 老年高血压的管理要点有哪些？

流行病特点 2018 年调查资料显示，60～69 岁人群高血压患病率随时间呈缓慢上升趋势，知晓率、治疗率有所提高，但是控制率无明显变化。与高血压相关的脑卒中发病率略有下降，冠心病发病率还在上升。老年高血压以收缩压升高为主，舒张压正常甚至偏低，血压波动大，体位性低血压和"白大衣高血压"多，所以鼓励老年高血压患者家庭、诊室血压应多次重复测量血压。

老年高血压的诊断与分级、降压治疗的时机与成年人相同，均应在生活方式干预的基础上进行治疗。

高龄老年高血压，虚弱、合并认知障碍者较青年高血压患者多，对血压下降的耐受性差，所以降压治疗需从小剂量开始，并加强血压监测。提倡家庭血压、动态血压监测，根据患者血压变化，逐渐增加或调整治疗强度，直至血压达标。同时，需"三高"（高血压、高血糖、高血脂）共管，积极控制各种可逆性危险因素（如血脂异常、糖代谢异常、吸烟、肥胖等）及相关靶器官损害和并存的临床疾病等。

血压控制目标为<140/90 mmHg，在能够耐受的情况下，将 65～79 岁的非衰弱高血压患者的血压降至<130/80 mmHg；对≥80 岁的高龄高血压患者，血压应<150/90 mmHg，如能耐受，可以更低，但应避免收缩压<130 mmHg，应采取个体化的血压管理策略。

药物治疗的 4 项原则为：①小剂量开始，根据临床情况逐步增加剂量；②尽量用 1 次/日、能 24 小时持续降压的长效制剂；③尽量使用单片复方制剂，或使用两种或多种低剂量药物的联合治疗；④根据患者临床情况、个人意愿、耐受性和承受能力，选择适合患者的药物。常用的主要药物是钙通道阻滞剂（CCB）、血管紧张素受体拮抗剂（ARB）、血管紧张素转移酶抑制剂（ACEI）、利尿剂、β受体阻滞剂5类，其他种类降压药主要用于特定人群。

对于血压高于降压目标值20/10 mmHg的65~79岁无衰弱的老年高血压患者，可常规剂量起始及维持。对于血压高于降压目标值20/10 mmHg或衰弱的老年高血压患者，以及年龄≥80岁的高龄老年高血压患者，需要联合治疗时优先推荐单片复方制剂。

生活方式干预是降压的基本措施，主要强调健康膳食、低钠富钾、戒烟限酒、合理运动、保持理想体重、注意保暖、改善睡眠和保持心理平衡。

老年高血压患者由于其社会角色发生急剧变化，身体各项功能衰退、活动受限、情感孤独，易出现心理障碍，因此还需要更多的社区环境支持、人文关怀等。

2 青年高血压有什么特点？

中青年高血压与老年人高血压有所不同，与普通高血压患者一样，大多数人平时没有症状或症状不典型，偶有头晕、头痛或其他症状，多呈隐匿性高血压，甚至体检时也难以发现。轻度高血压较多，舒张压升高居多，继发性高血压相对较多。部分患者忙于工作疏于健康管理，对高血压的危害认识不足，认为无症状就无需治疗。即便是接受药物治疗的患者，由于过度担心药物不良反应，也往往难以长期坚持。以上原因导致在中青年人群中，高血压知晓率、治疗率、控制率低。

青年高血压的知晓率、治疗率和控制率均低于老年人的，容易合并超重或肥胖及代谢异常。家庭自测血压比例低，治疗依从性差、血压控制率低。青年人因职场竞争激烈，常忙于工作，生活压力大、应酬多，所以生活干预比较困难，自测血压少，效果往往较差。

中青年高血压患者尽管短期（5~10年）心血管绝对风险较低，由于预期寿命长（≥40年），长期及终生风险较高。美国对6万多例无心血管病的中年人群进行长达14年的随访，结果发现，55岁后血压升高进展为高血压者，继发心血管病终生风险高达42%~69%，血压维持或降至正常者的心血管病终生风险仅为22%~41%。瑞典也有对百万男性青年（平均年龄18.4岁）的队列研究，平均随访24年，结果发现，血压尤其是舒张压与中青年人群心血管病死亡及全因死亡密切相关，近20%的死亡可归因于舒张压升高。加强中青年人群高血压的有效控制和系统管理，将有助于避免和减少脑卒中、心肌梗死、心力衰竭等动脉粥样硬化性心血管病的发生、发展，减少疾病负担，是实现"健康中国2030"规划纲要战略目标的重要手段之一。

中青年高血压降压治疗原则是尽早采取生活方式干预，以及恰当的药物治疗。通过血压平稳达标（降压不能太快）并综合管理肥胖、血脂异常、血糖升高等其他可逆转的心血管病危险因素，最大限度地降低心脑血管并发症的发生和死亡风险。鉴于其病理生理机制和临床特征与老年高血压不同，中青年高血压在生活方式干预的强度和优化降压药物的选择等方面应与老年高血压有所区别。中青年高血压主要以交感神经系统、肾素-血管紧张素系统激活为主，所以治疗主要采用β受体阻滞剂、ACEI或ARB，包括新型降压药沙库巴曲缬沙坦有助于中青年高血压的控制，并尽可能将血压降至120/80 mmHg以下。

3 如何管理儿童高血压？

高血压不再是成年人的"专利"，据我国多个针对儿童的流行病学调查显示，儿童高血压的患病率国内为1%~7%。以原发性高血压为主，少数为继发性高血压，其中肾脏疾病占80%左右（主要包括肾实质疾病和肾血管疾病），其次为心血管疾病、内分泌疾病（包括嗜铬细胞瘤、醛固酮增多症、肾上腺性征异常综合征等）、神经系统疾病和中毒等。多数表现为血压水平的轻度升高，大多数没有不适感，无明显临床症状，常在体检测量血压时发现。儿童原发性高血压的影响因素较多，其中肥胖是最重要的危险因素，大约占儿童原发性高血压的30%~40%；其他危险因素包括高血压家族史、出生低体重、早产、高盐饮食、缺乏运动和睡眠不足等。应对上述儿童进行血压随访监测，选择合适尺寸的袖带对准确测量儿童血压至关重要，多数≥12岁儿童使用成人袖带，最好采用"722"血压测量法，收缩压和（或）舒张压均≥P95（即诊断儿童高血压的一致率接近95%）时诊断为高血压。

为了方便临床医生对个体高血压儿童的快速诊断，建议首先采用简化后的"公式标准"进行初步判断，其判断的结果与"表格标准"诊断儿童高血压的一致率接近95%。对成人心血管靶器官损害的预测效果较好，详见表8-1。

表8-1 中国3~17岁儿童青少年高血压筛查的简化公式标准

性别	收缩压（mmHg）	舒张压（mmHg）
男	100+2×Age	65+Age
女	100+1.5×Age	65+Age

注：Age为年龄（岁）；本表基于"表格标准"中的P95制定，用于快速筛查可疑的高血压儿童

大多数儿童高血压患者没有明显的临床症状，也没有健康意识，

儿童的预期寿命很长，应重视儿童高血压治疗和管理。首选方案应是积极的生活方式干预，如减轻体重，血压升高患儿多有超重，减轻体重可以降低血压；减少钠盐摄入，控制钠盐用量为每日 5 g 氯化钠，建议尽量食用新鲜食物；增加运动量，有氧运动可以提高心血管功能，降低儿童血压值。

药物治疗从小剂量和单一用药开始，个体调整治疗方案和治疗时限，成人高血压的药物也可用于儿童和青少年高血压的治疗。

目前我国国家药品监督管理局批准的儿童降压药物品种有限，具体包括：①ACEI 是最常用的儿童降压药之一，但国家批准的儿童用药仅有卡托普利；②利尿剂，国家批准的儿童用药有氨苯喋啶、氯噻酮、氢氯噻嗪、呋塞米；③二氢吡啶类 CCB，国家批准的有氨氯地平；④肾上腺能受体阻滞剂，国家批准的有普萘洛尔、阿替洛尔及哌唑嗪。需注意，目前 ARB 类药物中尚无国家批准的儿童用药。

4 什么是内分泌性高血压？

内分泌性高血压是指由内分泌系统疾病直接引起的继发性高血压，占所有高血压病例的 5%~15%。特点是病因明确且可治愈，早期识别可避免长期靶器官损伤。病因多样，主要包括原发性醛固酮增多症、嗜铬细胞瘤/副神经节瘤、库欣综合征等。

原发性醛固酮增多症，其在高血压人群中占 5%~15%，在难治性高血压中约占 20%，是最常见的继发性高血压之一。低钾血症发生率高达 37%，心脑血管并发症更多，应注意早期筛查。

嗜铬细胞瘤/副神经节瘤，普通高血压门诊 0.2%~0.6%、儿童高血压1.7%、肾上腺意外瘤中5%。血压升高可为阵发性、持续性，或持续加阵高血压。易合并体位性低血压，多数为难治性高血压，也有少数患者血压正常。另有少部分患者可发生高血压危象，严重者可致死亡。伴有头痛、心悸、多汗三联征、多系统功能紊乱症状的患者，是重点筛查对象。

另外，库欣综合征（又称皮质醇增多）、甲状腺功能亢进症与功能减退症均可引起高血压；先天性肾上腺增生，对于儿童起病的高血压合并低钾血症的患者是重点筛查对象；还有少见的肢端肥大症、肾素瘤、甲状旁腺功能亢进症等，均可引起高血压。

内分泌性高血压的治疗目标是以根除病因为主，辅以降压药物和生活方式干预。

5 高血压合并心力衰竭时怎么选择药物？

高血压是心力衰竭最重要的危险因素，60%以上的心力衰竭是高血压导致的，高血压是心力衰竭发生和发展的主要病因。所以严格长期控制血压就能有效预防心力衰竭，并能降低心血管事件及死亡事件的发生率。大部分治疗心力衰竭的药物都有降压作用（或者说大部分的降压药有预防和治疗心力衰竭的作用），如利尿剂（呋塞米、氢氯噻嗪），肾素-血管紧张素系统抑制剂（培哚普利、贝那普利、福辛普利、缬沙坦、替米沙坦、坎地沙坦和沙库巴曲缬沙坦），β受体阻滞剂（美托洛尔、比索洛尔等），钠-葡萄糖共转运蛋白2（SGLT-2）抑制剂（达格列净、卡格列净、恩格列净等）和醛固酮受体拮抗剂（螺内酯）等。心力衰竭合并高血压患者的目标血压应低于130/80 mmHg，如血压不达标，可以联合氨氯地平或非洛地平，禁用中枢作用药物（已不常用，如利血平、可乐定、甲基多巴等）、非二氢吡啶类钙通道阻滞剂（如地尔硫䓬和维拉帕米）、短效钙通道阻滞剂（硝苯地平普通片、尼群地平等），除非合并前列腺增生，α受体阻滞剂（特拉唑嗪等）也不推荐使用。对于中间范围射血分数心力衰竭（HFmrEF）的高血压患者，推荐使用SGLT-2抑制剂，可以降低心血管死亡和心力衰竭风险。

6 如何进行妊娠高血压管理？

妊娠20周前的高血压90%为原发性高血压，其中10%妊娠前血压不高，分娩后3个月内血压恢复到孕前的正常状态，这被称为妊娠高血压综合征，简称"妊高征"。妊娠高血压的主要管理措施如下。

（1）对育龄、备孕高血压女性进行孕前咨询，避免使用血管紧张素转换酶抑制剂和血管紧张素Ⅱ受体拮抗剂。

（2）对于子痫前期高风险患者，孕16周前开始睡前服阿司匹林80~100 mg/d，直至孕36周。

（3）对所有钙摄入量低（<900 mg/d）的女性，建议每日补钙至少500 mg以预防子痫前期，不推荐补充维生素D来预防子痫前期。运动可降低妊娠期高血压和子痫前期及妊娠期糖尿病的风险。

（4）对于严重高血压或子痫前期伴有1种或多种母体不良情况的孕妇，应立即入院治疗，不建议卧床休息。

（5）经多次重复测量血压，平均血压≥140/90 mmHg的孕妇，尤其伴有蛋白尿者应进行降压治疗，将舒张压降至85 mmHg。对于妊娠期或产后严重高血压（即血压≥160/110 mmHg）的女性，应立即启动降压治疗，但需要缓慢平稳降压，避免血压降至130/80 mmHg以下。

（6）硫酸镁推荐将用于子痫的一线预防或治疗。

（7）对于患有慢性高血压的孕妇，除非有分娩指征，否则应待至孕37周，可在孕38~39周终止妊娠，不超过40周。

（8）高血压女性患者在产后的前2周内应定期监测血压，需要药物支持者建议使用拉贝洛尔、硝苯地平、尼莫地平、尼卡地平等降压药，还可以选择酚妥拉明、甲基多巴、肼屈嗪等。禁止使用血管紧张素转换酶抑制剂和血管紧张素Ⅱ受体拮抗剂，也不推荐使用阿替洛尔和哌唑嗪等。

7 如何进行围手术期高血压管理？

围手术期高血压是指从手术治疗到手术治疗结束期间，血压≥140/90 mmHg，或较基础血压≥30%。约25%的普通大手术和80%的心脏手术患者会出现围手术期高血压。这些围手术期高血压患者发生心血管不良事件的风险明显升高。围手术期高血压患者的血压控制目标为<150/90 mmHg；若合并糖尿病或慢性肾脏病（CKD）且耐受良好，可进一步降至<140/90 mmHg。尽量避免患者围手术期血压大幅度波动，建议将血压波动幅度控制在基础血压的10%以内。

一般情况下，术前血压<180/110 mmHg不影响手术的进行，进行择期手术前收缩压≥180 mmHg或舒张压≥110 mmHg的高血压患者，建议先控制血压再手术，积极降压直至血压控制。对危及生命的紧急情况，不管血压多高，以抢救生命为主，一边积极降压，一边进行手

术。长期服用 CCB 的患者不影响手术治疗。长期应用 β 受体阻滞剂者，围手术期不应中断使用，尤其合并冠心病时。既往未使用过 β 受体阻滞剂的不建议采用，如心率太快，可考虑使用伊伐布雷定。已用 ACEI 或 ARB 不合并心力衰竭的高血压患者，建议术前 24 小时暂停使用，术后可尽快重启使用。围手术期高血压应尽快控制血压，应使用起效迅速、作用时间短的静脉降压药物，包括硝普钠、乌拉地尔、尼卡地平、艾司洛尔、拉贝洛尔及酚妥拉明等，尤其是硝普钠起效快、作用时间短，可以根据当时的临床情况快速调整血压。一般术后 2～12 小时有自我调节降压过程，术后应注意是否有尿潴留、疼痛、焦虑、呕吐、缺氧等影响血压升高的因素。外科手术后常不能口服、只能舌下含服或静脉用药，具体情况因人因病而异。

8 如何管理高血压合并冠心病患者？

高血压合并冠心病的降压治疗应个体化。药物从小剂量开始，根据临床情况逐步增加剂量和种类，从而使血压达标，降压太快可能导致相关的心肌缺血、心绞痛发作。对于伴有稳定型心绞痛和（或）陈旧性心肌梗死者（除非有禁忌证），应首选 β 受体阻滞剂、肾素-血管紧张素系统抑制剂（如 ACEI、ARB、ARNI）。当血压控制不佳仍有心绞痛持续发作时，可联用长效二氢吡啶类钙通道阻滞剂（尤其是变异型心绞痛者可首次）、噻嗪类利尿剂、醛固酮受体拮抗剂，也可舌下含服硝酸甘油。对于变异型心绞痛患者，应首选钙通道阻滞剂。当有心力衰竭、肺淤血证据时，不选择非二氢吡啶类钙通道阻滞剂（如地尔硫䓬等），当严重时需及时住院静脉给予 β 受体阻滞剂、硝酸酯类药物。如伴急性心肌梗死、心力衰竭或糖尿病，血压难以控制时，可联用醛固酮受体拮抗剂。高血压合并冠心病的降压目标为<140/90 mmHg，若能耐受降至<130/80 mmHg，年龄≥80岁者，血压控制目标为<150/90 mmH，且舒张压尽量不低于60 mmHg。

9 如何对高血压合并慢性肾脏病患者进行管理？

尽管长期血压增高会损害肾功能，导致慢性肾脏病，但更多的情况是慢性肾脏病导致血压升高。以往流行病学及大规模临床研究资料显示，高血压引起肾脏损害的发生率较低，为10%左右；慢性肾脏病引起高血压的发生率在50%以上，其中28.5%为难治性高血压。随着肾功能的进一步降低，高血压患病率逐渐升高，慢性肾脏病5期的高血压发生率为90.5%。当两者同时存在时，死亡率会大大增加，50%的慢性肾脏病患者死于心血管病，积极控制血压可延缓慢性肾脏病的进展，并能降低心血管病发病率和死亡率，血压控制目标应<130/80 mmHg，若能耐受或有蛋白尿者血压时应<120/80 mmHg。降压药的选择要根据尿蛋白水平、肾功能情况、靶器官损害及并发症等综合考虑。在没有使用禁忌的情况下，首选肾素-血管紧张素系统抑制剂，最好选择新型降压药沙库巴曲缬沙坦，建议从小剂量开始，同时观察血肌酐的变化，肌酐升高>30%需停药或减量使用。钠-葡萄糖共转运蛋白2（SGLT-2）抑制剂具有小幅降低收缩压及改善肾脏结局的作用，当为终末期肾病、心血管病、高钾血症风险较高时应选择非奈利酮，必要时联用α受体阻滞剂或β受体阻滞剂等。

第九章

高血压危险因素的干预及健康教育

黎智森　周子权

健康教育的目的是提高人群的健康意识和增加保健知识，认识高血压及其危害性，养成良好的生活方式，提高高血压患者的自我管理能力，这有利于提高高血压的诊断率、治疗率、血压控制率。

健康教育是一种低投入、高效益的有效防治措施。

利用互联网及电子产品进行健康教育及高血压的管理。

中国居民对慢性疾病的防治健康意识较低，普及健康教育极为重要，健康教育可适用于一般人群、高危人群和高血压病人。

国内外多个高血压指南均强调了高血压患者健康教育的重要性。

1 高血压防治健康教育的内容与目标是什么?

健康教育的目标是通过提高健康意识,更好地达到自觉控制各种危险因素、管理血压的目的。主要内容是控制体重与减肥,减少摄入热能,适度增加有氧运动量,使体重指数(BMI)保持在 20~24 kg/m²。膳食限盐,人均摄盐量控制在每天 6 g 以下。限制饮酒与咖啡,合理膳食,膳食以谷类为主,多样化为原则,多吃新鲜蔬菜、水果等。《中国居民膳食指南(2022)》建议每餐进食 15 种食物,每天进食 25 种食物;每日所摄入脂肪的热量<总热量的 30%,饱和脂肪<总能量的 10%。适量有氧运动,选择适合自己的运动方法,如散步、慢跑、打太极拳、跳舞、爬山。每次运动 0.5~1 小时,每周不少于 5 次。运动量以心跳=(160~180)-年龄为原则,保持放松状态、避免紧张,通过气功、太极拳、音乐、书法和绘画等活动调节情绪,尽量避免受刺激。定期测量血压,学会自测血压(电子血压计便宜、方便,易掌握使用方法)。

2 高血压防治健康教育的目标人群有哪些?

在高血压防治工作中,应充分认识到健康教育是一种经济有效的治疗方法。健康教育是针对各年龄、性别人群的整体干预措施。高血压健康教育要明确想影响的特定人群,这样可使健康教育更具有针对性,减少人力、物力、财力的浪费,从而产生良好效果。

(1)高血压患者健康教育。通过高血压相关知识宣教促使人们自觉地采纳有益于预防和控制高血压的行为和生活方式，消除或减轻高血压的危险因素，预防新发高血压；对于已经是高血压的患者，可以提高患者对医生的信任感和依从性，还可实现对患者和高危对象的心理保健和行为治疗，提高生活质量。通过健康教育，可以使高血压患者知道坚持按时服药和非药物治疗的重要性，使其充分认识、了解高血压的危害及长期治疗的必要性，这样可以有效预防病程恶化，避免血压有较大的波动，促进其功能与心理康复。

（2）高危人群健康教育。具有以下1项及以上危险因素即可视为高危人群：①收缩压 120~139 mmHg 和（或）舒张压 80~89 mmHg。②超重或肥胖（BMI≥24 kg/m^2）。③高血压家族史（一、二级亲属）。④长期过量饮酒（每日饮白酒≥100 mL，且每周饮酒在4次以上）。⑤长期膳食高盐。对于高危人群，应将健康教育与健康改进措施相结合，矫正不良行为习惯，助其养成良好的健康生活方式，改变和控制那些可变的心血管危险因素，减少高血压并发症的患病风险。

（3）全人群（主要是健康及亚健康人群）健康教育。通过健康教育与健康生活方式的促进，从小树立全面的健康观念，倡导合理饮食，养成良好的生活习惯（如低盐少脂、戒烟限酒、食用五谷杂粮、新鲜果蔬等）。同时注意适量运动，控制体重，保持心理平衡等，减少高血压相关危险因素，预防和控制高血压及相关疾病的发生。防患于未然，使成年人的知、信、行向有利于身体及心理健康的方向发展，发现并矫正不良习惯，逐渐养成健康的生活方式。

（4）加强对目标人群最有影响力的人群的健康教育。利用社区门诊、上门随访等，给予个体化生活方式的指导，开具健康教育处方，进行目标人群宣教。通过教育，使患者家属、亲朋好友、近邻等去影响患者，督促其行为，使患者逐步改变不良习惯，这些举措常能取得良好效果。

（5）领导者和决策者的健康教育。领导者和决策者，如为社区政府领导等提供必要的信息，让其了解高血压预防的重要性、预防工作的社会效益和经济效益及可行方法等。促使领导决策，有利于使高血压预防成为全社会行动，获得政策、组织协调、环境、舆论和经费的支持。目前世界各国在健康教育中都非常重视对决策者进行教育和提供信息，开发领导层，认为这是健康教育项目能获得成功的主要因素之一。业已证明，以健康生活方式为主要内容的一级预防，可使高血压的发病率下降55%，同时也可显著减少肿瘤的发病率。可使医疗费用大幅度下降，整个防治的费用、工作量约可下降50%。高血压是一种常见而重要的疾病，目前我国高血压患者达2.6亿以上，因此成功的一级预防所带来的社会和经济效益、直接和间接效益将是无可估量的。

3 什么是高血压的一级预防和二级预防？

高血压的一级预防即危险因素和病因预防，就是对尚未发生高血压的个体或人群所采取的一系列改善生活方式的预防措施，控制危险因素，预防或延缓高血压的发生。尤其是对于那些存在高血压易患因素，如有高血压家族史、肥胖、妊娠高血压史、血压在正常上限者，应格外注意。通过服用保健食品或药品来达到一级预防的目的是不明智的。规范个人生活行为，养成良好的生活习惯是对高血压危险因素形成的早期干预。应充分认识高血压身心疾病，经常强化教育，树立健康意识，提高人群健康水平。在高血压的防治策略中，高血压的一级预防占重要地位。高血压的一级预防主要包括：①合理的饮食结构；②戒烟和限酒；③控制体重；④坚持运动；⑤保持心理平衡；⑥学会自我监测血压。这6项措施是高血压一级预防的基本内容和原则，应用时可依具体情况和个人的生活习惯，在遵守上述原则的前提下灵活掌握，量力而行。

高血压的二级预防即早发现、早治疗、早控制，是指在高血压一级预防的基础上，对已患高血压的患者应早发现、早诊断、早治疗，及时（2~3个月）将血压控制在理想水平。早期防治高血压可使高血压的并发症减少50%，故应选择健康生活方式，并积极干预和控制高血压的可变危险因素（如肥胖、血糖和血脂异常、吸烟、酗酒、少运动、高钠饮食等），以防止病情进一步加重，预防心、脑、肾等重要脏器并发症的发生。具体措施包括：①落实一级预防的措施；②坚持长期和有效的合理用药抗高血压治疗，长期平稳控制血压达标；③要兼顾其他危险因素，如动脉粥样硬化、脑卒中等的治疗；④选用比较好的测压方法，即在血压高峰时测压，以确保血压是真实地降至正常。

高血压的二级预防不能过分依赖药物，首先应改善生活方式和干预可变的危险因素，这样不但可以提高降压效果，还可以减少药物的用量和不良反应，同时具有良好的经济学效益。

4 什么是高血压代谢异常综合征？

高血压代谢异常综合征包括高血压、肥胖、高胰岛素血症、糖耐量异常、血脂升高等一系列异常代谢的疾病。高血压代谢异常综合征是心脑血管疾病发生的重要危险因子。如果在下列5条中具备3条，即可诊断为高血压代谢异常综合征：①血压≥130/85 mmHg；②空腹血糖>6.1 mmol/L，或餐后血糖>7.8 mmol/L；③空腹血甘油三酯≥1.7 mmol/L；④空腹高密度脂蛋白胆固醇男性<1.03 mmol/L，女性<1.3 mmol/L；⑤男性腰围>102 cm，女性腰围>88 cm。

5 什么是同型半胱氨酸？

同型半胱氨酸是一种氨基酸，这种氨基酸几乎在人体的所有组织均能产生。人体中约80%的同型半胱氨酸和体内的蛋白质结合，其正常范围：男性为8.0~14.0 mmol/L，女性为6.0~12.0 mmol/L。机体的异常代谢可以引起体内同型半胱氨酸水平升高，而目前研究表明，高同型半胱氨酸血症是导致动脉粥样硬化的独立危险因素。高同型半胱氨酸血症可以参与动脉粥样硬化形成的各个阶段，并促进脑血管疾病提前发生，其水平与脑血管病发生呈正相关。此外，同型半胱氨酸还对内皮有直接毒性，可促进血栓形成及低密度脂蛋白氧化，损伤血管内皮细胞，促进血管平滑肌细胞增殖，改变血液系统的抗凝状态及血小板功能。建议平时多吃富含叶酸的坚果等。最近认为同型半胱氨酸的危害性并没有那么强烈，所以正常值调整为15 mmol/L，当同型半胱氨酸>20 mmol/L时应进行药物干预，主要给予叶酸、维生素B_6等。

6 怎样防止直立性低血压？

许多脑卒中患者长期卧床，并且长期服用降压药物，他们在起床时容易发生低血压，表现为头晕、黑矇或晕厥，这被称为直立性低血压。为了预防直立性低血压发生，要注意以下几点。

（1）适当锻炼身体，尽量缩短卧床时间，服用降压药时注意分别监测卧位和站立位血压。

（2）起床前可先屈伸下肢，增加肌肉的张力，促进静脉回流。起床时尽量减慢体位变换速度，或分段改变体位，如先在床上坐数分钟，再扶物缓慢站起。

（3）如无高血压等禁忌证，饮食不要太淡，可适量饮用淡盐水增加血容量。

（4）在联合用药、服首剂药物或加量时，尤其是在服药后最初几小时应特别注意。一些药物对改善直立性低血压有作用，需要在医生的指导下服用，要注意其副作用及禁忌证。

（5）夜间起床大小便最容易引起体位性低血压，故夜间入厕大小便时，先活动四肢数次，缓慢起身，最好使用坐厕。如果出现直立性低血压发作，要立即使患者平卧，抬高脚部，按摩四肢肌肉，促进静脉回流。对于发作持续时间较长而神智不清楚的患者，可按压或针灸百合穴、人中穴、十宣穴，必要时可服用淡盐水。经过处理后，一般在数分钟后即可恢复正常。

7 为什么不能快速降低血压？

高血压是个慢性过程，由于长期的高血压会使得人体尤其是脑组织的血液灌注适用于较高的血压，如果快速降压，尤其是老年高血压患者降压过快时，会使脑组织血流灌注不足，从而导致缺血性脑血管病发生。所以，高血压患者在降压治疗中，一定要注意避免血压大幅度急剧降低,有临床研究显示,降压达标时间以4~8周为宜,极少数特殊患者则需要快速降压。医学家研究发现,高血压患者的收缩压控制在120~135 mmHg,舒张压在75~85 mmHg范围内时,缺血性脑血管病发生率最低。

8 如何对高血压合并糖尿病患者进行降压治疗?

我国高血压患者超过2.6亿,近年糖尿病发病率快速上升,调查显示2007年至2017年,糖尿病患病率由9.7%增长至11.7%,患病人数达1.14亿,患者知晓率仅为30.1%。两者并发时,不管血压、血糖升高多少,其在危险分层中均属于高危人群,其心脑血管病的危险性成倍增加,尤其是冠心病、心肌梗死、慢性肾功能衰竭的发病率、病死率明显增加。因此,积极地控制血压、血糖对于降低心血管病病死率、致残率,提高患者生存质量,提高人群健康水平具有重要意义。

高血压最佳治疗(HOT)试验亚组分析结果显示:高血压合并糖尿病患者,舒张压分别≤90 mmHg、85 mmHg、80 mmHg时,心血管事件发生率分别为24.4‰、18.6‰、11.9‰,心血管事件病死率分别为11.1‰、11.2‰、3.7‰,患者总病死率分别为15.9‰、15.5‰、9.0‰。英国前瞻性糖尿病研究(UKPDS)试验认为,合并糖尿病的高血压患者严格控制血压比严格控制血糖更为重要。

高血压合并糖尿病患者的降压药,尽管各有优势,但是良好地控制血压是关键。卡托普利预防试验(Cappp试验)对比了卡托普利(ACEI)和常规治疗[利尿剂和(或)β受体阻滞剂]的心血管病死率情况,该试验对10 985例25~66岁舒张压≥100 mmHg的患者随访了 6.1 年，发现两组降压效应相近；ACEI 组的总死亡率、心血管事件死亡率较低；而脑卒中事件发生率较常规治疗组高。ABCD 试验则比较了依那普利和尼索地平的降压疗效和靶器官保护作用。该试验中，给予 235 例合并糖尿病的高血压患者依那普利 5~40 mg/d，另外 235 例给予尼索地平 10~60 mg/d 治疗。随访 5 年后发现，两组控制血压效应相似；降低患者病死率和心血管事件病死率，依那普利组优于尼索地平组。结果说明 ACEI 类药物对高血压合并糖尿病者的效果优于其他降压药。

血管紧张素受体拮抗剂（ARB）比血管紧张素转换酶抑制剂（ACEI）能更完全地抑制血管紧张素 II 的作用，产生降压、降低交感活性效应。既往的研究已经证实，ARB（替米沙坦）可以选择性刺激激活过氧化物酶体增殖物激活受体（PPARγ）基因而使其明显活化，从而促进胰岛素敏感性增强，进而改善糖代谢。缬沙坦抗高血压长期治疗评估试验（VALUE 试验）显示：在减少新发糖尿病的效果上 ARB 优于 CCB，但在糖尿病合并肾病（有蛋白尿）方面，ARB 改善蛋白尿优于其他降压药。最近一项研究认为，ARB 不能延长肾病患者寿命。ARB 的降压效果不如 CCB 和 ACEI，而糖尿病又要求血压下降更多，所以 ARB 往往要与其他降压药联合应用。

尽管利尿剂和 β 受体阻滞剂对糖代谢有一定的影响，但是高血压合并糖尿病患者强效降压可能更重要，老年收缩期高血压试验（SHEP 试验）评价了利尿剂对合并糖尿病的收缩期高血压患者心血管危险因素的控制。试验对 583 例伴有糖尿病的高血压患者和 4149 例不伴糖尿病的高血压患者，给予小剂量氢氯噻嗪 12.5mg/d，随访 5 年。结果对比试验组与安慰剂组，对合并与不合并糖尿病的高血压患者，所有的心血管危险事件（心脏性猝死、脑卒中、短暂性脑缺血发作、急性心肌梗死等）下降34%，最好是与ACEI或ARB联合使用，能显著增强降压的效果并减少不良反应。

由于糖尿病患者的主要死因是心血管病，β受体阻滞剂对心脏有较多的保护作用，对合并有冠心病、心力衰竭、心肌梗死等的高血压患者净效益是良好的，尤其是合并心力衰竭时，除非有其他禁忌，否则必须使用β受体阻滞剂。

最新的几种糖尿病药物在降糖的同时具有轻度降压和良好的心血管、肾脏保护作用，是目前比较理想的降糖药物。

高血压合并糖尿病的降压也应个体化，一般糖尿病患者的血压目标值为<130/80 mmHg，老年和合并冠心病的糖尿病患者应<140/90 mmHg，如能耐受可进一步降低，尽量不低于110/70 mmHg。

9 哪些新型降糖药具有降压作用？

具有降压作用的新型降糖药，主要有钠-葡萄糖共转运蛋白2（SGLT-2）抑制剂和胰高血糖素样肽-1受体激动剂（GLP-1RA）两大类。

（1）SGLT-2抑制剂降压机制主要有以下几个方面。主要是通过降低肾糖阈，从而增加尿糖、尿钠的排泄，使血容量减少，平均降低收缩压3~8 mmHg，还有降低血清尿酸的作用（约15%），抑制肾素-血管紧张素-醛固酮系统，抑制交感神经，降低体重，从而达到降压效果。这类药物的降糖或降压作用都依据体内血糖、血压的水平来决定，对于血糖、血压正常者，降糖、降压作用并不明显，所以也称为智能降糖、降压药。另外，该类药物还有排尿酸、治疗心力衰竭、保护肾功能等多重作用。

目前市场上 SGLT-2 抑制剂药物主要有卡格列净、达格列净、恩格列净等。卡格列净通常能使收缩压降低 5~10 mmHg，舒张压降低 2~5 mmHg。达格列通常使收缩压降低 3~6 mmHg，使舒张压降低 1~2 mmHg。恩格列净通常能降低收缩压 5~10 mmHg，降低舒张压 2~5 mmHg。

SGLT-2 抑制剂往往与其他降压药物联合使用，可以产生协同降压效果，尤其适用于糖尿病或血糖升高和肥胖的高血压患者。由于增加尿糖的浓度，容易诱发尿路感染，所以服用 SGLT-2 抑制剂时要多喝水、勤排尿，有慢性尿路感染的患者慎用。

（2）胰高血糖素样肽-1 受体激动剂（GLP-1RA）。GLP-1RA 也具有降低血压的作用，主要是降低收缩压，不同种类的 GLP-1RA 的降糖效果有较大差异。利拉鲁肽和阿必鲁泰与安慰剂组相比可分别降低收缩压 3.59 mmHg、3.67 mmHg。司美格鲁肽可明显降低收缩压，1.0 mg 司美格鲁肽降低收缩压达 7.3 mmHg，其作用机制可由体重降低和非体重降低机制介导。艾塞那肽和度拉糖肽无降压效果。GLP-1RA 类药物目前在中国只有针剂，还没有口服制剂，所以不作为高血压患者的常规用药。

10 什么是血脂异常？

血脂异常是指血中胆固醇（TC）、甘油三酯（TG）、低密度脂蛋白胆固醇（LDL-C）增高，高密度脂蛋白胆固醇（HDL-C）降低。血脂异常的患者其体内动脉壁上很容易形成粥样硬化斑块，如果冠状动脉受累则发生冠心病。研究表明，血脂异常（尤其是 TC 和 LDL-C 升高）是形成动脉粥样硬化斑块的主要因素，对于血脂异常，甚至是在正常参考值范围之内的患者，不管通过何种途径（药物治疗或者非药物治疗）调脂治疗，都能有效降低心脑血管事件的发生，尤其是降低冠心病的发生与发展。甘油三酯过高的主要危害是胰腺炎。

与 TC 相比，LDL-C 对心血管疾病有更好的预测价值，因此调脂治疗应以降低 LDL-C 为首要靶点，其次是非高密度脂蛋白血症等。降低 LDL-C 的措施主要包括治疗性生活方式改变及药物治疗（首选他汀类药物或他汀联合其他降血脂药）。

11 为什么要重视高血压患者的血脂异常？

高血压和血脂异常都是动脉粥样硬化的主要危险因素，60%左右的高血压患者合并血脂异常。高血压合并血脂异常会使心脑血管疾病的发生与发展显著增加，尤其是冠心病的风险成倍增加。《中国成人血脂异常防治指南》明确了中国动脉粥样硬化性心血管疾病（ASCVD）一级预防人群的理想胆固醇水平：低密度脂蛋白胆固醇（LDL-C）至少应<2.6 mmol/L，非高密度脂蛋白胆固醇（HDL-C）<3.4 mmol/，如伴有糖尿病 LDL-C 应<1.8 mmol/L。

国内外大量临床试验表明，在血压控制的基础上采用他汀类药物降脂治疗，能进一步降低高血压合并血脂异常患者的全因死亡率及心血管事件的风险。所有高血压合并血脂异常的患者，首次进行生活方式的干预，应采取低胆固醇饮食，尽量不进食动物内脏、动物脂肪，增加运动。根据高血压患者的血脂异常程度，采用低-中等强度他汀治疗的一级预防是安全有效的，当然并非所有的高血压患者均需接受他汀类药物治疗。高血压患者合并≥1种代谢性危险因素，或LDL-C≥2.6 mmol/L，或有动脉粥样硬化，应使用低－中等强度他汀类药物作为一级预防；高血压并存临床情况（包括心、脑、肾、血管病变等）应使用低或中等强度的他汀类药物作为二级预防；如合并多重危险因素（≥3个）或靶器官损害较严重，需要中等强度他汀类药物，必要时他汀联合其他降脂药物治疗（特异性肠道胆固醇吸收抑制剂）。中国人群血脂异常大多数为边缘线或轻中度异常，大多数采用中等强度他汀类药物或中等强度联合其他降脂药可以满足临床需要。

12 目前常用的他汀类药物有哪些？使用时应注意什么？

他汀类药物是目前临床最常用的调脂药物，它不仅有显著降胆固醇的作用，还有一系列除调脂外的心血管保护作用。目前常用的他汀类药物有：①阿托伐他汀片（立普妥、阿乐等），不增加肾脏负担，可用于肾功能不全的患者，每次10~20 mg，每晚1次；②辛伐他汀片（舒降之、京必舒新）每次10~40 mg，每晚1次；③氟伐他汀（来适可），每次40~80 mg，每晚1次；④瑞舒伐他汀（可定），对肝功能影响较小，可用于转氨酶升高的患者，每次5~10 mg，每晚1次；⑤普伐他汀（普拉固、浦惠旨），每次10~40 mg，每晚1次；⑥匹伐他汀，不增加新发糖尿病，每次2 mg，每晚1次。中国原创的血脂康，对肝肾功能无明显影响，也不升高血糖，每次0.6 mg，每日2次。

使用他汀类药物时，应注意以下问题：①可有胃肠道反应，如腹胀、嗳气、食欲减退等，可从小剂量开始，逐渐加量；②可出现肌痛、乏力、肌酸激酶（CK）增高，血和尿中肌红蛋白增多等骨骼肌溶解症状；③2%的患者可出现肝、肾功能异常，肝肾功能损害者禁用或慎用，需定期复查血脂、心肌酶、肝功能、肾功能等，首次用药无特殊反应者应在8周左右复查，以后可6~12个月复查；④他汀类与非诺贝特、氯贝丁酯、烟酸类药物合用，易引起急性肾衰竭及骨骼肌溶解症，故联合应用时要小心；⑤由于他汀类药物降脂的"6原则"，即剂量加倍疗效只增加6%，而不良反应增加明显，所以常规剂量他汀疗效不满意，不建议采用强效足量的他汀，而是加用胆固醇吸收抑制剂如依折麦布等，或PCSK9抑制剂；⑥老年人应减量，儿童、孕妇和哺乳期妇女禁用。

13 何为"降脂神药"？

由于发现了前蛋白转化酶枯草溶菌素9（PCSK9）抑制剂有强效的降脂作用，这为心血管病患者的降脂治疗提供了强有力的武器，降脂作用明显大于他汀类药物，所以有人把PCSK9抑制剂称为"降脂神药"。较早上市的PCSK9抑制剂依洛尤单抗已在国内上市，用于冠心病的治疗。2018年美国心脏病学会（ACC）-美国心脏协会（AHA）推荐极高风险动脉粥样硬化性心血管疾病（ASCVD）患者，二级预防最大耐受剂量他汀类药物联合依折麦布LDL-C仍未达标（1.8 mmol/L），推荐加用PCSK9抑制剂。2019年欧洲指南推荐低密度脂蛋白胆固醇（LDL-C）目标值为 1.4 mmol/L，且 LDL-C 降幅达到 50%，在使用最大耐受剂量他汀类药物联合依折麦布不达标的患者，考虑加用 PCSK9 抑制剂。2020 年发布的中国《超高危动脉粥样硬化性心血管疾病患者血脂管理中国专家共识》也提出，对于最大耐受剂量他汀类药物治疗 4~6 周 LDL-C 仍不达标的超高危 ASCVD 患者，联合依折麦布治疗预计仍不能达标，建议联合 PCSK9 抑制剂治疗。《中国血脂管理指南（基层版 2024 年）》不再强调强效足量他汀，而是中等强度他汀 8~12 周不达标即可联用依折麦布，如仍不达标就可启用 PCSK9 抑制剂。

国内南楠等研究认为，以 LDL-C1.8 mmol/L、1.4 mmol/L 为目标值达标率分别为 93.5% 和 82.3%，降幅≥50% 达标率为 82.3%，LDL-C<1.4 mmol/L 且降幅≥50% 达标率为 74.2%。安全性良好，未观察到用依洛尤单抗后肌酸激酶升高、肝酶升高、血糖升高或肾功能损害等情况，同时也未发现对神经功能认知的影响（当然临床应用时间还短）。长期应用后的疗效、降低心血管病死亡、总死亡率及不良反应，还有待进一步观察，目前 PCSK9 抑制剂还没有证据显示可以取代他汀及他汀联合胆固醇吸收抑制剂。

目前应用依洛尤单抗的患者主要以极高风险急性冠脉综合征患者为主，依洛单抗也作为他汀联合依折麦布不达标或对他汀不耐受的替代治疗。依洛尤单抗一般每 2 周 1 针（140 mg），高危急性期可 1 次性应用 3 支（420 mg），疗效显著的可以每 3~4 周 1 针。

目前已有多种剂型，如诺华的创新性降胆固醇药物乐可为（英克司兰钠注射液）已获中国国家药品监督管理局批准，用于成人原发性高胆固醇血症（杂合子型家族性和非家族性）或混合型血脂异常患者的治疗，适应证基本上与依洛尤单抗相同，这是全球首款（也是目前唯一一款）用于降低 LDL-C 的小干扰 RNA（siRNA）长效降脂药物。研究显示，对于使用最大耐受剂量的他汀治疗后 LDL-C 仍不达标的患者，英克司兰可进一步降低 LDL-C 达 54%。5 年临床研究数据显示，英克司兰具有良好的持续性疗效，且安全性、耐受性良好。2023 年 7 月获美国食品药品监督管理局批准，将适应证扩大为原发性高脂血症成人患者，中国已有上市，价格高昂，每针 1 万左右，每年 2~3 针。以后还有口服剂型上市，使用会更加方便。

14 高尿酸血症对高血压及心血管病有什么影响？

尿酸是食物中嘌呤代谢的终末产物，尿酸升高主要是由摄入过多高嘌呤食物和尿酸的排泄减少所致。长期高尿酸血症，会导致痛风、尿结石、关节尿结石等。血尿酸的升高对心血管系统也有影响，通过影响外周动脉引发血压升高，导致高血压。我国有研究调查了 15 706 例 35~70 岁人群的高尿酸血症患病情况，在伴发疾病中，高血压占 58.3%。这提示血尿酸水平和体循环血压关系密切，降低尿酸对控制高血压具有重要的临床意义，尤其是对夜间血压较高的高血压患者，更要注意血尿酸的情况，所以对高血压患者控制血压的同时也应控制尿酸值。

另外，尿酸对冠状动脉也有影响，可导致冠状动脉粥样硬化引发冠心病。大量流行病学数据显示，高尿酸是心血管病和肾脏疾病的独立危险因素，尤其是伴有高血压、糖尿病的患者。另有临床研究证实，血尿酸水平和冠心病的发病率呈正相关，也是冠心病的独立危险因素，会增加冠心病的发病率和死亡率。

高尿酸可能还会影响心脏的功能和结构，致心室充盈和射血功能减退，导致或加重心力衰竭，增加心力衰竭患者的发病率和死亡率。

高尿酸还会影响胰腺 β 细胞的功能，导致血糖升高，所以高尿酸血症也是糖尿病的危险因素之一。

一般认为每 100 g 食物中嘌呤含量>150 mg 的，即属于高嘌呤食物。如动物脑、肝、肾、脾、肠、带鱼、鲢鱼、鲶鱼、鲱鱼、凤尾鱼、沙丁鱼、基围虾、浓肉汤、浓鱼汤、海鲜火锅汤等。同时，尽量减少高蛋白、高脂肪、高热量等食品的摄入。

在治疗高血压、冠心病、心力衰竭和糖尿病的同时，应关注血尿酸水平，积极控制血尿酸，建议<360 μmol/L，有痛风发作者<300 μmol/L，不建议<180 μmol/L。

15 为什么要戒烟限酒？

烟是许多疾病的致病因素，吸烟能造成慢性疾病，消耗生命。吸烟是慢性自杀，是人类健康的一个天敌。吸烟有害健康，已经被人们了解和认识，吸烟可以引发多种恶性肿瘤、冠心病、血压升高。吸烟是高血压的危险因子，研究表明，吸 1 支烟后收缩压增加 10~25 mmHg，脉搏增加 5~20 次/分，皮肤温度降低 2℃~7℃。高血压患者如有吸烟习惯，危害更是明显和严重。如果吸烟量多 1 倍，对身体健康的危害多 4 倍。因此，吸烟者应戒烟，难以戒烟者，一日吸烟应不超过 5 支，同时应减少或避免被动吸烟，这样对身体的危害可相对减少；一日吸烟超过 5 支，危害极大。主动戒烟，这对高血压患者而言是重要的预防治疗措施之一。

大量研究表明，过量饮酒会使血压明显增高，易诱发脑血管意外。据统计，每日饮酒者发生脑卒中的机会是少量偶尔饮酒者的2倍，其动脉硬化发病年龄也要提早3~8年。高血压患者若酗酒，脑卒中发病率更高，尤其是脑出血，病死率为22.9%，另外也增加冠心病的风险，因此喜欢饮酒的高血压患者应戒酒。尤其糖尿病、脑血管病、心脏病、肝功能受损的患者，要禁止饮酒。

16 心理因素对血压的影响有多大？

一般的医生和患者，不管是对高血压的诊断还是随访，最关注的均是血压值的多少，而往往忽视了引起血压变化的各种原因，尤其是心理因素的原因。如果患者的血压在5~10分钟有明显波动（>20/10 mmHg），要高度警惕心理因素的影响。最常见的影响血压变化的心理因素包括失眠、紧张、焦虑和抑郁等，医生不追问，患者也常常不主动诉说，血压升高降压时就加大药量。其实心理因素是很常见的一个影响血压的原因，不但会使血压大幅升高，而且会使血压波动也很大。笔者曾经遇到过不少这样的患者，有位焦虑症患者，血压最高可达192/114 mmHg，随访治疗10个多月，用了3种降压药，血压时高时低，不稳定，经常波动在104~170/68~100 mmHg。后来发现患者有焦虑症的表现，请心理科医生会诊，给予抗焦虑治疗，1周后血压下降，降压药开始逐步减少，4周后停用降压药，随访半年未用降压药，血压基本维持在正常范围，偶有超过140/90 mmHg。还有1例高血压合并脑卒中的患者，平时服用1种降压药，血压1年来一直在110~130/75~85 mmHg范围内，因家庭原因导致心情不佳，连续几夜严重失眠，出现头晕、头疼、烦躁，血压升高至178/100 mmHg。

住院 5 天，降压药增加至 3 种，血压仍然控制不佳，后来加用地西泮（安定）镇静、安眠；2 天后血压降至 102/68 mmHg，逐渐减少降压药，4 天后恢复到原来的 1 种降压药，而且血压稳定，头疼、头晕、烦躁症状消失。

心理因素对血压的影响不是只导致轻微的变化，而是远远超出医生和患者的想象，这两例患者血压波动达 40~66/14~32 mmHg 之大，所以千万不要忽视心理因素对血压的影响。我们也观察了不少失眠对血压造成影响的患者，失眠前后收缩压/舒张压差值变化范围为 10~48/6~18 mmHg，失眠前后血压平均升高 26.33/14.07 mmHg。无高血压的睡眠障碍患者，失眠前后收缩压/舒张压差值变化范围为 8~31/6~19 mmHg，平均升高 21.53/12.07 mmHg。也有极少数人失眠后血压降低。有些焦虑症或情绪不稳定的患者可在几分钟内血压波动达 20~50/10~20 mmHg。

心理因素在高血压的发生发展中具有重要地位，我们应该始终保持良好的心理状态，乐观面对生活的压力，避免情绪激动，健康的心态有利于身体健康。

17 打牌、打麻将对血压有影响吗？

打牌或打麻将是一种常见的娱乐活动，也是一种社交活动，大家围桌而坐、结交朋友，丰富生活。适当打牌、打麻将，可以缓解疲劳、锻炼大脑，放松心情，有利于身心健康。如果打牌、打麻将涉及钱的数额较大时，或比较爱计较赢输、或较长时间甚至通宵达旦玩的，这些是危害健康的，有时甚至会出现心肌梗死、脑卒中。

不管是健康人群还是高血压患者，打牌或打麻将对其血压都有影响。图 9-1 显示了 1 例 45 岁男性打麻将时的 24 小时动态血压变化趋势。他一上麻将台血压就明显升高，在打牌的 7 个小时内血压一直处于 170/102 mmHg 以上，最高达 200/120 mmHg，心率增加至 104 次/分。一下麻将台血压立即恢复至 120/80 mmHg 左右。幸好患者平时无慢性心脑血管疾病，血压正常，未服用降压药，假如他有慢性心脑血管疾病，血压如此大的波动是非常危险的。他自认为打麻将时无明显紧张和激动，也无明显头晕、心悸等不适。对于情绪易激动或有高血压、冠心病、脑血管病的患者，其影响更明显，甚至可导致脑出血、脑梗死、心肌梗死、心律失常或猝死。

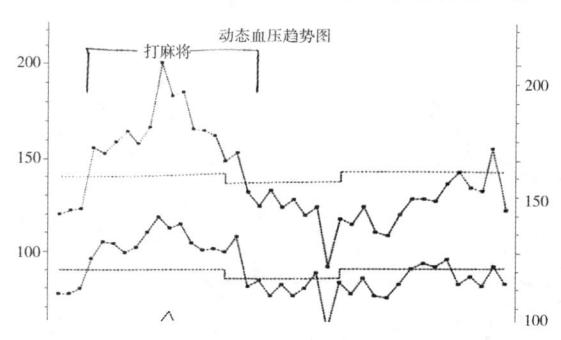

图 9-1　24 小时动态血压变化趋势

长时间静坐不活动还会导致下肢浮肿、脂肪和糖代谢障碍，引起身心疲劳，免疫力下降，还可能造成下肢静脉血栓形成、失眠、头晕、头痛，以及健忘、易怒等心理障碍。

打牌、打麻将要适可而止，时间最好控制在 1~2 小时，应以休闲娱乐为原则。

18　肥胖人群如何进行膳食管理？

近年来我国居民肥胖率明显上升，肥胖容易导致 2 型糖尿病、高血压、冠心病、肿瘤等多种慢性疾病，还导致较高的过早死亡风险。我国《成人肥胖食养指南（2024年版）》强调了6大要点，主要包括：①控制总能量及合理膳食；②限制高能量食物，限制饮酒，清淡饮食；③纠正不良饮食习惯，定时定量进食，切忌暴饮暴食；④多动少静，增加能量消耗，保证充足睡眠，规律作息；⑤食养有道，合理选择食药物质；⑥安全减重，减重速度并非越快越好，减重过快可造成机体器官组织损伤，甚至危及生命。

成人肥胖患者推荐食物：高能量食物是指>400 kcal/100 g的食物，如油炸食品、肥肉、含糖烘焙糕点、糖果等；全谷物、蔬菜和水果一般为低能量食物。少摄入高能量食物，控制膳食总能量，多吃富含膳食纤维的食物，如全谷物食物、蔬菜等。

对肥胖人群的饮食建议主要包括以下5点。①每天摄入谷薯类量在150~300 g，全谷类和杂豆可以提供更多的膳食纤维、B族维生素、矿物质等营养成分，对控制体重具有重要作用。全谷类还可降低全因死亡、心血管疾病、2型糖尿病、结直肠癌等发生风险。②肥胖人群应每日增加摄入新鲜蔬菜量，要保证达到300~500 g（生重）甚至更多，其中深色蔬菜占50%以上。深色蔬菜指紫红色、橘红色、深绿色蔬菜等，它们富含的β-胡萝卜素，是膳食维生素A的主要来源，包括紫甘蓝、红苋菜、胡萝卜、西红柿、菠菜、油菜等。建议每天食用水果宜在200 g左右。少吃高糖分水果，如榴莲、香蕉、荔枝、鲜枣等。③选择高蛋白、低脂肪水产品、肉类、蛋类等，建议每周至少食用2次或每周总量280~500 g，禽畜肉如鸡、猪、牛、羊等，每周不要超过500 g，猪、牛、羊肉要选择纯瘦肉，少吃红肉。

摄入蛋类每周 280~350 g。④每天喝低脂或脱脂牛奶 300~500 mL。有乳糖不耐受的减重者可以选择无添加糖的低脂酸奶或无乳糖产品。⑤坚果类为高热量食物，但含有丰富的不饱和脂肪酸、维生素 E 等，每周平均摄入 50~70 g，最好是原味坚果。

19 高血压患者日常饮食要注意哪"三少"?

高血压患者进食应做到"三少"：量少、脂肪少、盐少。世界卫生组织建议每人每天盐量摄入限制在 5 g 以内（一满啤酒盖的盐是 10 g）。同时节制饮食和减少摄盐量更容易促使血压下降。少吃动物脂肪有利于降压。盐与血压的关系已经被证实，特别是中老年人，更应控制盐的摄入量，少吃咸（腌）菜、盐蛋等食品。以素食和低热量食品为主，尽量食植物油。多吃新鲜蔬菜和富含维生素 C 的水果，少吃或不吃动物脂肪、动物内脏（肝、脑、心、肾）、骨髓、鱼籽、黄油、乳脂等含胆固醇高的食品。可适当吃鱼、瘦肉、豆及豆制品，以增加体内的蛋白质含量。

20 高血压患者清晨饮水有什么好处?

水是人体重要的营养素之一。现代医学认为，水是构成人体组织的重要成分，不同年龄人体的含水量不等，年龄越大水分越少。成人期人体的含水量占体重的 70%~75%，中老年期占体重的 60%~65%，老年期在 60% 以下。体内新陈代谢都需要水参加才能完成，因此可以认为水是生命的"甘露"。人体在夜晚睡觉的时候，从尿、皮肤、呼吸中消耗了大量的水分，早晨起床后身体会处于一种生理性缺水的状态；血液变得浓稠、黏滞，血管腔也因血液量减少而变窄，这常使供应心脏血液的冠状动脉发生急性供血不足，甚至发生闭塞，这就是冠心病及心肌梗死多发生在清晨及上午9时左右的一个很重要的原因。因此，老年人或心血管病患者清晨喝水可以补充身体代谢失去的水分。起床后喝的水会很快被肠黏膜吸收进入血液，可有效增加血容量，稀释血液，降低血液稠度和扩张血管，促进血液循环，防止心血管疾病的发生。同时，由于血液循环的改善，也有助于降低血压，还能让人的大脑迅速恢复清醒状态。此外，饮水也有助于冲洗胃肠道，利于排便。饮水以微温的白开水（包括纯净水、矿泉水等）为宜，尽量少喝含糖饮料（纯果汁除外）。喝茶以绿茶最具保健意义，有慢性胃病者宜喝红茶，即发酵茶，也可少量饮用咖啡，最不可取的是以酒类作为日常饮料。晨起饮水量应为1~2杯（200~400 mL），过多饮水对胃不利，也会影响早餐进食，故要适量。

21 高血压患者应怎样安排自己的饮食？

高血压患者吃什么比较好？在高血压的治疗中，服用降压药治疗是最有效、有益的选择。但是，在服用降压药的同时，必须改变患者的生活方式，包括戒烟、减重、减少过多的酒精摄入、适当运动、减少盐的摄入量、多吃水果、蔬菜，以及缓解压力等。其中，高血压的饮食是尤为重要的。高血压患者需在药物治疗的同时，做好以下饮食方面的调节。

（1）调整饮食结构。据流行病学调查发现，喜素食者较喜食肉者血压低。交替进行素食及肉食各6周，发现素食阶段血压较低，显示素食有降压作用。此外，调查还发现以植物油食物为主者，血压较低，显示多价不饱和脂肪酸具有降压作用。高血压者饮食安排应少量多餐，避免过饱，应增加新鲜蔬菜至每日400~500 g，水果100 g，肉类50~100 g，鱼虾类50 g，蛋类每周3~4个，低脂奶类每日300~500 g，每日食油20~25 g，食用适量的水果、蔬菜、含较少饱和脂肪和总脂肪的低脂乳制品。忌食动物内脏、肥肉、鸡皮、鸭皮等；少食红肉类，如牛肉、羊肉、狗肉等。每日吃1个鸡蛋为宜。胆固醇不是越低越好，太低也容易发生脑出血。

（2）限制盐、糖摄入量。大量资料证明，人体食盐的摄入量与高血压有密切关系，而且多数轻度或中度高血压患者，通过限盐可使血压得到控制。我国北方首先应将每人每日平均食盐量降至8 g，以后再降至6 g；南方可控制在6 g以下，通过限盐可使血压降低10 mmHg左右。食盐量包括烹调用盐及其他食物中所含钠折合成食盐的总量，适当减少钠盐的摄入，有助于降低血压、减少体内的水钠潴留。糖摄入量过多，是导致肥胖的重要因素，而肥胖和高血压的发病有着密切的关系。糖摄入量过多，会抵减节食、运动减肥的效果，故在日常生活中提倡吃复合糖类，如淀粉、玉米；少吃葡萄糖、蔗糖，这类糖属于单糖，易引起血脂升高。除了控制主食的摄入量以外，还应控制糖和甜食的摄入量。

（3）摄食含钾、钙的食品。体内钙、钾水平下降，可诱发血压增高。有人在动物实验中发现，增加钾的摄入量，即使不显示降压的作用，亦可有预防脑卒中、心室肥大、肾功能不全的作用，并能降低由高血压合并症导致的病死率。高血压患者应增加钾的摄入，如多吃香蕉、樱桃、山楂、鲜枣、柿子、苹果、杏、桃子、橘子、橙子等水果；香菇、菠菜、油菜、苋菜、香菜，以及竹笋、芋艿、豌豆、蚕豆、荸荠、紫菜、木耳等。补钙有利于降低血压已被许多研究所证实，我国人的膳食结构普遍低钙，故有关专家提出提高钙摄入量有利于防止钠盐对血压的升高作用。含钙较多的食品有：牛奶及乳制品，豆浆及豆制品，鱼、虾、虾皮、海带、紫菜、木耳、芝麻酱、骨头汤、油菜、青菜、菠菜、荠菜、香椿等。

（4）目前高血压的食疗效果如何，还缺乏循证医学的有力证据，但是这些食物不像药物，一般没有毒副作用，有些食疗可能在短期内有一定降压作用，长期食用则无效，所以可以适当食用，但不能过分依赖食疗，尤其不能以食疗代替药物。常用的高血压食疗方多种多样，因人而异，可适当采用。

22 高血压患者可以喝咖啡吗？

研究表明，高血压患者应避免喝咖啡，尤其是在情绪紧张的时候，因精神压力与咖啡对高血压的影响有相乘作用。根据美国高血压杂志发表的一篇报道，在情绪处于压力状况下，咖啡因会把血压升高到不利健康的程度。该研究报道，咖啡因单独可以使血压升高，如再加上精神因素，就会产生危险性相乘效果。尤其有家族高血压病史的人，在摄取咖啡以后，血压会明显升高。

普遍认为，单是咖啡因就能使血压上升 5~15 mmHg。研究表明，有些人在情绪紧张时喝咖啡，其实是一种错误的做法，高血压的危险人群尤其应避免在工作压力大时喝含有咖啡的饮料。另外，有些长年有喝咖啡习惯的人认为他们对咖啡因的效果已经不敏感，事实并非如此。一项研究显示，喝一杯咖啡之后，血压升高的时间可长达 12 小时，所以建议高血压患者只少量饮用咖啡。喝咖啡也要因人而异，因为有的人对咖啡因很敏感，有的人则不敏感。总之，咖啡因对高血压患者来说是不健康的因子，应该尽量避免，也包括含有咖啡因成分的茶、软饮料及能量饮料等。

最近也有研究认为，少量喝咖啡对心血管病有利，可以提高心率和血压，并增加心脏的收缩力。咖啡中含有多酚类物质类黄酮，具有抗氧化作用，还可提高高密度脂蛋白胆固醇的水平，可降低心脏病和脑卒中的风险。根据世界卫生组织的建议，一般成年人每天摄入 300 mg 以下咖啡因是安全的。

23 高血压患者能吃鸡蛋吗？

一般人都认为鸡蛋胆固醇含量高，易引起血管硬化。事实上，人体中胆固醇大部分是体内合成的，食物只影响体内胆固醇含量的 30%。从鸡蛋的胆固醇含量看，每 100 g 鸡蛋含胆固醇 680 mg，1 个 50 g 的鸡蛋胆固醇含量为 340 mg。按吸收率 50%～70% 计算，也只有 170～238 mg 进入血液。人体血中胆固醇的正常值是每 100 mL 含水量有胆固醇 110～230 mg，对高血压患者最好控制在 300 mg 以下。一个体重 50 kg 的人约有 2500 mL 血浆，那么吃 1 个鸡蛋可使每 100 mL 血胆固醇增加 7～9 mg，对血中胆固醇的含量影响并不大。鸡蛋的营养价值较高，一个鸡蛋含蛋白质 5～6 g、含脂肪 5～6 g、钙 30 mg、维生素 A 720IU，此外还含有卵磷脂、维生素 B_1、维生素 B_2 和尼克酸等成分，其中卵磷脂可以有效地预防老年期痴呆的发生。另有一些研究指出，蛋黄中含有的卵磷脂不但不会增加血清胆固醇的水平，甚至有轻度降低血清胆固醇的作用。因此，没有必要把鸡蛋排斥在餐桌之外，每天吃 1~2 个是无妨的，血中胆固醇并非越低越好，血中胆固醇太低也容易出现（出血性）脑卒中。

24 蜂蜜对高血压患者有什么好处？

蜂蜜在全世界都被认为是最好的保健食品之一：《神农本草经》中将蜂蜜列为有益于人的上品；古希腊人认为蜂蜜是"天赐的礼物"。蜂蜜中的营养成分相当丰富，主要成分是糖类，它占蜂蜜总量的 75% 以上，其中有单糖、双糖和多糖。果糖和葡萄糖的总和占蜂蜜糖分的 85%~95%。矿物质含量一般为 0.04%~0.06%，包括铁、铜、钾、钠、钨、锰、镁、磷、硅、铅、铬、镍和钴等，还有 B 族维生素、维生素 C、烟酸、泛酸、生物素、叶酸等。此外还有丰富的蛋白质（含量为 0.75%）和氨基酸，氨基酸不仅数量多，而且种类也齐全，有的花种蜜竟高达 18 种之多。这就进一步说明了蜂蜜营养价值之高的原因。深色蜜又比浅色蜜含有较多功能的矿物质。《神农本草经》中说："蜂蜜安五脏，益气补中，止痛解毒，除百病，和百药，久服轻身延年。"蜂蜜对神经衰弱、高血压、冠心病、动脉硬化、糖尿病、肝病、便秘等有很好的疗效。

对患有高血压、心脏病、动脉硬化的老年人，每日两次用蜂蜜约 3 汤匙，对入温开水中冲服，能起到很好的保护血管、通便降压的作用。

25 饮食"有粗有细,不甜不咸,少量多餐"有何意义?

单吃粗粮或是单吃细粮,营养均不够全面,长期以细粮为主食,很容易导致营养素缺乏症。粗粮富含纤维,对人体有很多益处,但是粗粮会影响人体对钙、铁等其他营养的吸收。据了解,长期大量进食高纤维食物,会使人的蛋白质补充受阻,脂肪摄入量不足,微量元素缺乏,因而易造成骨骼、心脏、血液等脏器功能的损害,降低人体免疫抗病能力。粗细搭配才有明显的蛋白质互补作用,能提高蛋白质的利用率。粗粮的膳食纤维素有助于通便,降低血脂,预防高血压、糖尿病、结肠癌、乳腺癌等。

摄入甜食过多会促成肥胖、高胆固醇血症和高甘油三酯血症。营养调查还发现,吃糖可能并不直接导致糖尿病,但长期大量食用甜食会使胰岛素分泌过多、碳水化合物和脂肪代谢紊乱,引起人体内环境失调,进而促进多种慢性疾病,如心脑血管疾病、糖尿病、老年性白内障、龋齿、近视、佝偻病的发生。长期大量食用甜食还会使人体血液趋向酸性,不利于血液循环,并减弱免疫系统的防御功能。

高钠饮食是高血压的危险因素,虽然人群中对盐敏感者只占33%左右,但其余人摄盐量的多少对血压也有影响,对肾脏也有一定程度的损害等,因此食盐过多不利于健康。一般认为,盐的摄入量正常人每天不超过10 g,高血压者不超过6 g。

有人观察到,饱餐后外周血压下降明显,原有高血压患者的血压下降更为明显,并且持续1小时左右才恢复到餐前水平。当血压下降突然明显时，可造成心脑血管供血不足，便很容易诱发心、脑血管缺血，乃至心肌梗死和脑卒中发作。在控制总摄入量的前提下，少量多餐，避免暴饮暴食，这有利于减肥、降血脂、预防糖尿病。早、中餐所占比例大，晚餐所占比例则要小，有利于降血脂、减体重、防高血压。少量多餐还可使血糖波动幅度及胰岛素分泌幅度变化趋缓。合理搭配，平衡膳食是健康生活的重要原则。

26 五谷杂粮对高血压防治有何重要性？

《黄帝内经》中说："五谷为养，五果为助，五畜为益，五菜为充。"这说明古代人即已知道样样都要吃，才能达到营养平衡。所以说高血压患者或非高血压患者的饮食不但要吃细粮，还要常吃粗粮，这样对健康才有益。

荞麦 荞麦的营养价值是谷粮中最丰富的，其中蛋白质和人体所需要的氨基酸都比其他谷粮要高。荞麦含有对人体有益的油酸、亚油酸，可降低人体血脂水平和降血压，也有益于心脏血管及造血的功能。生活在喜马拉雅山之南的尼泊尔人，不但大量吃荞麦面，也吃荞麦的嫩茎和叶，当地居民很少有患高血压的。

燕麦 燕麦中含有丰富的蛋白质和亚油酸，后者占全部不饱和脂肪酸的35%~52%。每50 g燕麦中所含亚油酸相当于10粒"脉通（复方三维亚油酸胶丸）"的含量，所以燕麦有降血压、降胆固醇的功能。据北京心肺血管医疗中心与中国农科院协作研究证实，每日50 g燕麦片煮粥，能使血胆固醇平均下降39 mg，甘油三酯下降

76 mg。英国相关研究认为，每天早上喝 1 碗燕麦粥，可将心脏病病死率降低 6%，还有提神、增强体力、补益脾胃的作用。

玉米 玉米含有较多的亚油酸、不饱和脂肪酸、多种维生素、纤维素和多种矿物质，特别是镁、硒丰富。玉米的蛋白质或脂质和糙米相似，但维生素 B_2 含量比糙米高，糖分低。这些成分可降低血液胆固醇浓度并防止其沉积于血管壁，因此玉米对冠心病、动脉粥样硬化、高脂血症及高血压等都有一定的预防和治疗作用。维生素 E 还可促进人体细胞分裂，延缓衰老。玉米中还含有一种"长寿因子"——谷胱甘肽，它在硒的参与下，生成谷胱甘肽氧化酶，具有延缓衰老的功能。此外，它还有利尿和降低血糖的功效，特别适合糖尿病患者食用。相关资料显示，美国科学家还发现，吃玉米能刺激脑细胞，增强人的记忆力。玉米中所含的黄体素和玉米黄质可以预防老年人眼睛黄斑性病变的发生

黄豆 一种高蛋白的食品，其蛋白质的含量为 30%～40%，每 100 g 黄豆中蛋白的含量是同量猪肉的 2 倍、鸡蛋的 3 倍，易被人体吸收，而且黄豆所含的胆固醇较低。此外，黄豆中还含有各种维生素及人体必需的微量元素。加工豆制品可使黄豆中含的胰蛋白酶抑制素及结实的细胞膜遭到破坏，这样就大大有利于人体对其营养成分的吸收，所以优质的豆制品比整粒的黄豆对人体更有益处。黄豆里的皂苷素能清除贴在血管壁上的脂肪，并能减少血液里胆固醇的含量，所以黄豆及其制品对心血管有特殊作用。豆制品中含有较高的嘌呤，可升高尿酸，当血尿酸升高时少吃或不吃豆制品。生吃黄豆对身体有害。

甘薯 又叫白薯、红薯或番薯。甘薯中含多种维生素和不饱和脂肪酸，有助于防止血液中胆固醇的形成，预防心脑血管疾病的发生。甘薯中的淀粉和纤维素，在肠内能吸附大量水分，增加粪便体积，预防便秘，减少肠癌的发生。甘薯还能减少皮下脂肪，避免肥胖和胶原病的发生。近年来甘薯在国外身价倍增，被认为是长寿食品，能抗癌、抗衰老，兴起了吃甘薯热。日本医学专家认为，甘薯中的黏蛋白是一种多糖和蛋白质混合物，属胶原和黏多糖类物质，可减轻疲劳，提高人体免疫力，促进胆固醇的排泄，维持动脉血管弹性，防止动脉粥样硬化，从而减少高血压等心血管疾病的发生。

27 高血压患者如何控制体重？

病从口入，这不仅仅是指传染性疾病，非传染性慢性疾病也是如此。要吃得科学，保证足够的蛋白质、维生素及微量元素的摄入，不可饮食无度，也不可偏食、不食，食量因年龄及劳动强度不同而变化。对于病态肥胖、肥胖、超重的高血压患者，要通过减少总热量和持之以恒的体育锻炼达到减重目的。成年高血压患者每日总热量应低于1200大卡，其中蛋白质20%，脂肪25%，碳水化合物55%。早、中、晚热量分配为40%、40%、20%。少吃甜食，不吃油炸、烟熏烧烤的食品等，要避免单次大量饮水。进食宜少量多餐，进食七分饱。进行体育锻炼，每周3~5次，每次30~60分钟。持之以恒，以达到有氧代谢目的（即锻炼后心率=170-年龄）。爬楼梯或快步走4000步/小时，游泳、慢跑等运动形式均可。长期静坐或基本在高楼里活动的人高血压危险发生率在25%~50%，甚至更高。

28 高血压患者运动时应遵循什么原则？

高血压患者运动锻炼应根据自己的年龄、性别、体质、病情及锻炼基础与习惯，选择合适的运动项目、方法和强度。高血压患者不同于普通人，在运动中有很多事项需要注意，推荐掌握以下原则。

（1）锻炼时循序渐进，运动量由小到大，以适量为主，切勿运动过量。通常我们掌握"三、五、七"的原则，运动就是安全的。"三"指每天步行3千米，时间在30分钟以上；"五"指每周要运动5次以上，只有规律运动才能有效果；"七"指运动后心率加年龄为170左右，这样的运动量属中等强度。例如50岁的人，运动后的心率达到120次/分左右；60岁的人，运动后心率达到110次/分左右，这样能保持较好的有氧代谢。

（2）每次锻炼开始前，要进行热身运动。如活动手腕和脚腕等关节，做伸展操或者其他拉伸运动等，一般进行5~10分钟。活动结束后做整理运动，避免急停急起的动作，尽量不做憋气动作。

（3）贵在坚持，持之以恒。时断时续的运动是收不到好效果的。那种想做就做，不想做就不做，或闲时就做，忙时不做的心态是起不到健身作用的。或是平时不做，一做就满头大汗、气喘吁吁，这对身体健康十分有害。

（4）选择安全场所运动。不要在街道或马路边运动，一是环境空气质量较差、噪声较大，易产生负面情绪；二是在街道运动比较容易发生意外。运动时应选择在公园、学校操场，或者较为宽敞、绿化较好的居住小区内。

（5）在运动的同时，不可忽视合理膳食，运动和合理膳食的有机结合，可以起到一个协同作用。

29 高血压患者运动要注意哪"三戒"？

合理运动是治疗高血压的良药之一，宜选择节奏慢、运动量小的项目，如太极拳、医疗体操、步行或快步走等。可以轻、中度运动交替进行，早晚各1次，每次30分钟左右，以不疲劳为度。在运动过程中要做到"三戒"：戒贪多、戒比赛、戒成瘾。

运动方式多种多样，因人而异，主要有有氧运动、抗阻运动、冥想与呼吸训练（类似于传统的气功）、柔韧性训练与拉伸训练，每周4~7天，每天30~40分钟。需注意，收缩压>160 mmHg时只能轻度活动。

运动过多，特别是强度较高的项目，可加重心血管的负担，如旋转、跳跃、弯腰、憋气等切不可做。参加比赛会使人心情紧张，促使血压升高而发生意外，如脑出血等。一般人的运动要适宜，不可成瘾。如果运动成瘾，就容易追求大运动量，这同样不利于血压恢复。

30 肠道菌群与高血压有什么关系？

近年来，肠道菌群对心血管领域的影响越来越受到关注，尤其是对高血压方面的研究颇受重视。有人认为肠道菌群是血压的平衡器，有初步研究认为通过肠道菌群"移植"，发现血压与肠道菌群的失调、肠道重构性、通透性有关。有些肠道菌群、代谢因子能起到降压的作用，而另一些代谢因子可以升高血压。研究发现，健康人群、高血压患者、高血压合并糖尿病患者肠道菌群的种类和分布不同。另外有关盐与肠道菌群的研究显示，盐可以通过改变肠道菌群，产生血压升高的因素，使血压升高。在高血压患者中，如果给予高盐饮食，可以使益生乳酸菌属的峰度降低。

有研究显示，随着患者心血管疾病危险度的升高，肠道内益生菌丰度显著降低，且高血压患者危险分层有显著性差异，通过服用益生菌制剂改变肠道微生物群的结构，可以改善高血压患者的血压状态。一项纳入9个临床试验的荟萃分析结果表明，每天服用一定量益生菌人群的血压显著降低，提示肠道菌群对维持血压稳定有重要的作用。

益生菌不仅对调节血压有一定的作用，而且对冠心病、糖尿病、血脂异常和肥胖也具有良好的调节作用，建议心血管病患者每天服用一定量的益生菌制剂。

益生菌种类很多，在临床上常用的有枯草杆菌二联活菌颗粒（妈咪爱）、双歧杆菌乳杆菌三联活菌片（金双歧）、双歧杆菌四联活菌片、酪酸梭菌肠球菌三联活菌片、地衣芽孢杆菌、合生元和益生菌酸奶等。

31 什么是高血压患者健康的"3个3"？

高血压虽然是一种慢性终身病，但如果严格控制血压和其他危险因素，同样可以达到健康长寿的目的。高血压患者自我保健的3个有效措施，就是专家提出的健康处方"3个3"，即"3个半分钟""3个半小时"和"3杯水"。

（1）"3个半分钟"。夜间起床时，醒来睁开眼睛后，继续平卧半分钟，最好活动一下四肢和头颈部，伸一下懒腰，使肢体肌肉和血管平滑肌恢复适当张力，以适应起床时的体位变化，避免引起头晕和跌倒；再在床上坐半分钟，可继续以上活动；然后双腿下垂床沿半分钟，最后才下地活动。这样可以避免心肌缺血、心律失常及短暂性脑供血不足的危险，尤其是伴有颈椎病、脑血管硬化者。在临床上发现，脑血栓、脑出血、心脏性猝死等常发生在夜间。24小时动态心电图监测显示，许多患者的心脏跳动一天都很平稳，唯独夜里有几次大的波动，且大多数在患者夜间起床上厕所时。这是由于体位突然变化，造成心脑血管供血不足。老年人的神经系统调节缓慢，更容易发生危险，即使是血压正常者，也应该注意避免因体位突然变化造成的晕厥（体位性低血压）。只要把"3个半分钟"落实到行动中，至少可以使50%心脑血管患者免于猝死。

（2）"3个半小时"：早上走半小时，中午睡半小时，晚上散步半小时。生命在于运动！很多人没有把运动摆在与膳食、睡眠同等重要的位置上。世界卫生组织认为最好的运动是步行，特别提醒心脑血管病患者及老年人，步行运动要注意"三五七"。"三"是指每天要步行3千米以上，且保证30分钟，并坚持做到有恒、有度，过分激烈的运动对身体不利。"五"是指1周要运动5次以上。"七"是指运动后心率+年龄=170，例如50岁的人，运动后心率达到120次/分，这样中等量运动能保持有氧代谢。如果运动量过大，心率过快，会变成无氧代谢，不利于身体健康。当然，也可以根据个人的具体健康状况调整运动量，最好进行一些强弱交替的运动，有条件的高血压患者早上起床后慢跑或步行，这有助于促进新陈代谢，改善心肺功能。适当的运动可刺激血液循环，降低体内儿茶酚胺含量，从而降低血压。午睡半小时：有研究表明，午睡能使波谷更深更宽，有助于缓解心脏及血管压力。临床研究指出，有午睡30分钟习惯者，冠心病病死率降低30%。世界卫生组织曾在国际睡眠会议上强调了午睡的好处，但午睡时间不宜过长，半小时左右即可。晚餐后散步半小时：晚餐后散步有助于促进胃肠道食物的消化吸收，还能消除工作疲劳，缓解精神压力，改善血液循环，防止静脉血栓形成，快步行走还有助于睡眠。

(3)"3杯水"：晚上睡前饮1杯（200~250 mL）温开水，半夜醒来饮1杯温开水，早晨起床饮1杯温开水。因为夜间血流缓慢，容易形成血栓，睡前饮1杯水可以稀释血液。如果半夜醒来，尤其是夏季睡觉出汗多，半夜起床也要饮1杯水。早晨起床饮1杯水，因为早晨8：00~10：00是血压高峰期，极易形成心脑血栓，饮1杯水可以稀释血液，防止血栓形成，另外还可以起到通便的作用。

高血压患者的"3个3"，简单易行，只要养成习惯，对健康长寿是大有益处的。

32 高血压患者在服用降压药期间要做好哪"三防"？

(1)防停药综合征。有些患者服用降压药后，血压降至目标值便擅自停药，停药几天后血压有上升，且出现出汗、头痛、失眠、易怒等症状，谓之停药综合征。服用降压药不能"见好就收"，应遵从医嘱逐渐停药。

（2）防低血压综合征。服用降压药过量，可使血压骤降，出现脉搏加快、头晕目眩，甚至短暂意识丧失，谓之低血压综合征。服用降压药一定要遵从医嘱，切忌自行加量。

（3）防夜间综合征。大部分人夜间血压值较白天平均低20%，轻度高血压患者睡前不宜服用降压药，中、重度高血压服药量约为白天的30%左右。具体要看个体的血压变化规律，以免造成夜间血压下降过低，造成大脑缺血，诱发缺血性脑卒中。

33 高血压患者怎样合理安排性生活？

高血压属于常见多发病，多数高血压患者一般都有正常的婚姻及性生活。性生活时，人体会出现一系列反应和变化，如血压上升、心率加快等。研究表明，男子在性生活开始阶段有兴奋期，血压稍有上升；进入性生活持续期，收缩压上升19.5～79.5 mmHg，舒张压上升9.75～39.5 mmHg。高血压患者血压本来就比正常人高，进行性生活时血压进一步升高，就有可能发生危险。因此，高血压患者要控制性生活频度，防止过度兴奋，避免剧烈运动，时间也不宜持续过长。高血压患者血压控制达标后，可适当进行性生活，次数也不宜过多，以2周1次为宜。应避免饱食、饱饮后进行性生活，以减轻心脏负担，严禁酒后性生活。如在进行性生活时出现头痛、头晕、心慌、气急等不适，应立即停止，切莫勉强，测量血压升高时应及时增服1次降压药。并发有心脑血管病的患者，如病情较稳定，日常生活能自理，上两层楼后无明显心悸、气短、头晕、乏力、胸闷、胸痛时，便可恢复性生活。认为性生活会"大伤元气"而长期压抑自己，偶尔又为之恐惧、紧张，这对疾病的影响远远超过性生活本身对疾病的影响，所以患者应消除疑虑，可以过适度和谐的性生活，这对疾病的康复往往是有益而无害的。

34 高血压患者在家中出现高血压危象时应如何处理？

患者因血压骤然升高而出现剧烈头痛，伴有恶心、呕吐、胸闷、视力障碍、意识模糊等神经症状即出现了高血压危象。此刻家人要宽慰患者，使其心身安静，嘱其卧床休息，适当给予地西泮（安定）等镇静剂，可含服硝酸甘油片等（其起效快，作用时间短，也可有效缓解心绞痛症状），尽量将血压降到安全水平。同时进一步查清高血压危象的原因和诱因，防止复发，应常备电子血压仪，有条件的还可添置氧气袋等。

如出现胸前区阵发性疼痛、胸闷，可放射于颈部、左上肢，重者有面色苍白、出冷汗等，可能是急性心肌梗死，患者须绝对卧床休息，即使是饮食和大小便都不要起床，避免加重心脏的负担。可先服安定、硝酸甘油片含服等，切忌乘公共汽车或扶患者步行去医院，以防心肌梗死的范围扩大。若发生心搏骤停，应立即进行人工呼吸、心脏按压，等待急救车的到来。如出现突然意识不清、口眼歪斜、单侧肢体瘫痪等脑卒中的危重症状，要让患者完全卧床，头部稍垫高略后仰、侧卧，以便呕吐物及时排出，并及时拨打120急救电话，及时护送患者到附近医院行急诊治疗。

35 如何避免血压波动过大？

高血压患者平时要注意避免引起血压剧变的因素，如不要参加容易引起精神高度兴奋的活动；在冬天要注意保暖，以避免寒风侵袭引起的血管突然收缩；要避免吸烟，烟中的尼古丁可导致血管痉挛；要预防便秘，因便秘会造成患者排便用力，易使血压升高；要节制性生活，因性生活会引起血压急剧上升。失眠、紧张、颈椎病发作均可导致血压明显升高，尤其是焦虑症、情绪易变化的人，可以在几分钟内血压波动 20～50 mmHg，尽量使用长效降压药。此外，还要预防低血压，如出现头晕、眼花、恶心、眩晕、昏厥等时，要考虑低血压可能。

36 高血压患者血压降至目标范围后可以停药吗？

高血压患者要遵照医生的医嘱用药，每天坚持按时按量用药。即使监测血压降至目标范围，仍应服用维持量。如果近期血压一直较低，为 110/70 mmHg 以下，可以适当减量，以维持在 110～135/70～85 mmHg。有极少数人夏天血压完全正常，可以季节性减药或停药，但一定要每周测量血压 1～2 次，冬天再服降压药，同时辅以生活、环境、精神等方面的治疗，不能骤然停药。

37 健康教育的经济学效益如何？

在我国，肿瘤、心脏病、脑卒中占各类死因的 67% 左右，而造成这几种疾病的最重要原因就是不良生活方式。高血压、心脏病、脑卒中等疾病在美国30年前，病死率约为70%，而现在死亡率下降了约50%，其中有67%是通过实施健康教育、引导国民改善行为和生活方式取得的。美国疾病控制和预防中心（CDC）指出：只要将少量的卫生资源投入到改善人们不良方式的健康教育与健康促进中，人们的寿命就有望延长10年，而每年将数以千亿计的钱用于提高临床医疗技术，却难以使全美人口平均期望寿命增加1年。

从卫生经济学角度，一级预防有良好的投资效益比。目前尚无详细的高血压一级预防投资效益比研究，但有此相关资料可供参考。1996年美国疾病控制中心公布的资料显示，采用健康四大基石为主的健康生活方式使美国人的平均预期寿命延长了10年，而采用医疗方法使美国人延长预期寿命1年就需要数百亿乃至上千亿美元。采用健康的生活方式，可使高血压发病率下降55%，脑卒中发病率下降75%，肿瘤发病率下降33%，糖尿病发病率下降50%。

20世纪90年代我国"八五"攻关项目，在北京、上海等5个地区进行的高血压一级预防研究也表明：经3年干预，高血压发病率下降19.3%，其中临界高血压发病率下降26.5%。以此推算，3年间我国可减少高血压患者约2千万人，治疗费按每人平均每年300元计算，可节省费用60亿。健康的生活方式还有助于控制体重，调整血脂，并使生活质量全面提高，人均寿命明显延长，并且开展健康教育所需的费用不足医疗费用的10%。"九五"国家重点公关项目得出的科学结论：花1元钱给健康教育，可节省100元抢救费，在我国，1元的健康教育投资，可节省8.59元医疗费用，投资效益比是1∶8.59，若到了疾病的中晚期，由于治疗费用呈几何级数增长，这个比例则变为1∶100。

由于医疗市场化之后，医院和医生追求简单的经济效益，对健康教育已逐步淡化，许多媒体的健康教育版块基本上由商家在操作，其中有不少陷阱，其科学性也受到质疑，收效甚微。

38 改变生活方式的意义及其经济效益如何？

《2018年欧洲高血压防治指南》指出，根据流行病学研究，食物中的盐是引起血压升高的原因之一，而钾摄入量的减少更加剧了这种效应。在高血压患者中进行的随机对照研究表明，每天钠的摄入从180 mmol（10.5 g）左右减至80~100 mmol（4.7~5.8 g），可使血压平均降低4~6 mmHg。如果结合其他饮食习惯调整，还可以把血压降得更低，并且可以增加药物降压的疗效。近期的终止高血压的饮食途径研究（DASH）显示，低盐饮食习惯不但可以降低血压，而且对其他心血管危险因素如糖尿病、血脂异常同样有益。

《JNC-8》也同样指出：健康的生活方式对所有人预防高血压都是非常关键的，同时也是高血压患者治疗中不可或缺的一部分。可以降低血压的主要生活方式改变包括超重或肥胖患者减肥；采用DASH饮食计划，即食用富含钾和钙的食品；减少钠盐摄入量；体力活动；饮酒适度等。为了降低总体的心血管危险，应该戒烟。改变生活方式产生的效果存在个体差异，部分人效果明显。

39 2023年欧洲高血压指南有什么新要点？

（1）血压监测。虽然诊室血压仍是高血压诊断的主要手段，但近年来越来越多的证据显示，诊室外血压可以提供额外的心血管风险及预后预测价值。新指南强调了诊室外血压的应用前景及具体方案，认为在评估夜间血压水平及血压节律、患者不愿意配合进行家庭血压监测（HBPM），或自测血压时由于焦虑导致血压测量不准确或妊娠期妇女进行血压评估等情况下，进行诊室外血压评估时动态血压监测（ABPM）优于HBPM。对正在治疗的高血压患者的长期管理、高血压患者不愿接受ABPM，或患者对ABPM测量感到明显不适时，HBPM更适用于诊室外血压波动数据的获取。

（2）对达标时间。首次提出了目标血压范围内时间（TTR）的概念，单次或几次血压测量并不能很好地反应高血压患者的长时间血压控制情况，因此新指南提出了TTR这一概念（TTR是指患者在随访期间血压处于治疗目标内的时间）。同时，新版指南首次提出血压达标时间在高血压患者管理中的重要性。

（3）降压策略。初始药物降压治疗启动时机提前，对于18~79岁的患者，血压>140/90 mmHg，可以考虑启动药物降压治疗；对于年龄≥80岁的患者，诊室收缩压>160 mmHg可以启动药物降压，但对于虚弱的患者则应该个体化考虑；对于不合并高血压相关靶器官损害或无心血管病的无症状1、2级高血压患者，应进行4周的非药物干预并进行多次或至少1次血压监测再确认高血压诊断；若血压<150/95 mmHg，可先给予3~6个月的生活方式干预，并监测血压，如仍未达标则开始药物治疗；对于血压≥150/95 mmHg的患者，则应在生活方式干预基础上立即启动药物治疗；对于合并高血压相关靶器官损害或有心血管病且有症状的高血压患者，不论血压水平如何，都应在生活方式干预基础上尽快启动药物治疗；有心血管病史的成年患者，血压≥130/80 mmHg时应尽快开始药物治疗。

（4）血压达标个体化。对于大多数79岁以下患者，降压目标值应<130/80 mmHg；对80岁以上的患者，根据患者是否虚弱来确定，非虚弱者降压目标为150/80 mmHg以下，如果能耐受，收缩压目标值为130~139 mmHg，若虚弱则需采用个体化的血压目标；如果患者合并冠心病，血压控制在120~130/70~80 mmHg；患者合并心力衰竭，建议控制血压<130/80 mmHg；患者合并糖尿病，建议控制血压<130/80 mmHg；患者合并慢性肾脏病，降压目标为<140/90 mmHg。对于尿蛋白-肌酐比值≥300mg/g、合并高心血管病风险的年轻患者，如能耐受，应将血压降至<130/80 mmHg，但不低于120/70 mmHg。

（5）推荐补钾。在高血压患者的生活方式干预方面，通过饮食补钾较药物补钾具有更高的接受度，且两种补钾方式在降压作用方面并无显著区别。通过调整饮食模式，摄入含钾丰富的食物，如水果、蔬菜、低脂乳制品、鱼、肉、坚果和豆制品等。

（6）常用降压药种类。继续确定了传统4大类降压药的地位，C（钙通道阻滞剂）、A［血管紧张素转换酶抑制剂（ACEI）、血管紧张素受体拮抗剂（ARB）］、B（β受体阻滞剂）、D（利尿剂）仍为降压治疗的基石。明确了β受体阻滞剂作为一线降压药的使用价值，它虽然未能降低脑卒中事件，但是可以降低其他的心血管病事件和死亡。

（7）对难治性高血压的治疗给出了细化流程。明确了难治性高血压后，在常规足量ACEI/ARB+钙通道阻滞剂+利尿剂基础上联用第4种药物，推荐醛固酮受体拮抗剂（MRA）如螺内酯，同时关注肾功能、肌酐清除率。对螺内酯不耐受，可选择艾沙利酮、依普利酮等，或阿米洛利，也可考虑选择β受体阻滞剂、α1受体阻滞剂、中枢性降压药等，如合并慢性肾功能不全者［估算的肾小球滤过率eGFR<30 mL/（min·1.73 m²）］，可加用12.5~25.0 mg的氯噻酮

（也可与袢利尿剂联用）。

（8）去肾神经术（RDN）。在合理规范使用降压药后高血压患者血压仍不达标者，或对降压药不能耐受者，去肾神经术可作为一种供选择的额外治疗手段。

（9）多病共管。当合并心力衰竭时，应选择有利于心力衰竭治疗的降压药，除常用的4大类外，还有MRA（如螺内酯），特别推荐钠-葡萄糖共转运蛋白2抑制剂（达格列净、恩格列净和卡格列净等），血管紧张素受体脑啡肽酶抑制剂（沙库巴曲缬沙坦）。合并慢性肾脏病时，推荐使用SGLT-2抑制剂和非甾体类MRA等可使心血管及肾脏获益的药物。

40 《中国高血压防治指南（2024年修订版）》有哪些新要点？

（1）高血压诊断标准及血压分级、危险分层未变，脑卒中仍是影响中国高血压患者预后的最重要并发症。

（2）新版指南强烈推荐使用电子血压计，并明确指出不再使用水银血压计。电子血压计由于方便易操作，更有利于家庭血压测量的推广普及。建议使用经过准确性验证的上臂式电子血压计，测量血压时至少重复测量2次，每次间隔半分钟至1分钟，取两次读数的平均值记录。如果2次读数相差10 mmHg（2018年指南中是5 mmHg）以上，应重复测量，取3次或4次读数的平均值记录。动态血压监测及家庭血压监测更贴近患者的日常真实血压，尤其是能够检测到隐匿性高血压，还能够检测到清晨高血压以及夜间高血压，这些时段的血压与患者心血管风险预后密切相关。

（3）新版指南增加了与心血管预后相关的两个危险因素——心率增快与高尿酸血症。强调血压、心率双达标，同时查找心率增快的原因。诊室静息心率>80 次/分为心率加快，需要使用 β 受体阻滞剂（除非有禁忌证）。控制血尿酸水平<360 μmol/L，有痛风者血尿酸<300 μmol/L，不低于 180 μmol/L。

（4）新版指南提升了生活方式干预的地位，新增了高血压患者健康睡眠，改善睡眠障碍相关内容。短睡眠会增加高血压发病风险，而且与心血管病死亡和全因死亡相关，建议按时作息，保证睡眠质量，关注睡眠呼吸暂停，每晚睡眠 7~9 个小时。在运动干预中增加了冥想与呼吸训练（与传统的气功有异曲同工之效），这些文体活动可使心源性心血管疾病、心理应激、体态、姿势不良所致的高血压缓解或解除。柔韧性训练与拉伸训练有助于提高活动能力、消除疲劳、延缓衰老。低钠富钾饮食有助于降低血压，减少心、脑血管事件和总死亡风险。

（5）启动药物治疗与血压达标有所改变。2018 年版指南中，65~79 岁，一般情况下，血压≥140/90 mmHg 时推荐药物治疗，≥150/90 mmHg 应启动药物治疗；≥80 岁者，收缩压≥160 mmHg 开始药物治疗。2024 年新版指南中，65~79 岁，一般情况下，血压≥140/90 mmHg 时开始药物治疗；≥80 岁者，收缩压≥150 mmHg 开始药物治疗，新版启动药物治疗收缩压低了 10 mmHg。降压目标，2018 年版指南中，65~79 岁，<150/90 mmHg，如可以耐受可进一步降至血压<140/80 mmHg；≥80 岁者，降至血压<150/90 mmHg。2024 年版指南中，65~79 岁，降压目标为<140/90 mmHg，如可以耐受可进一步降至血压<130/80 mmHg；≥80 岁者，血压<150/90 mmHg，如可以耐受可进一步降至血压<140/90 mmHg，新版也低了 10 mmHg。

（6）新增了高血压的特殊表型。主要包括"白大衣高血压"、隐匿性高血压、清晨高血压、夜间高血压、单纯收缩期高血压、单纯舒张期高血压。

（7）对于夜间高血压主要是查找原因及生活方式干预。夜间高血压推荐使用足量长效降压药或两种及多种药物联合。清晨高血压最危险，清晨高血压是靶器官损害和心血管风险的强预测因子，可以使动脉粥样硬化的相对风险增加，建议使用真正每日1次的长效降压药，保证24小时血压稳定。单纯收缩期高血压推荐使用钙通道阻滞剂和噻嗪类利尿剂。单纯舒张期高血压者，主要是定期进行血压评估和生活方式干预，对于<50岁的患者，可以考虑药物干预，但没有推荐应用哪一类降压药物。

（8）特殊类型高血压中，增加了高血压与认知障碍、抗肿瘤治疗与高血压、高血压合并慢性阻塞性肺疾病、高血压与免疫系统疾病、心理障碍与高血压、结缔组织疾病与高血压、血液病与高血压等内容，主要是积极治疗原发病、控制高血压及并存的危险因素。